JN000885

無限大ポジティブ

日本一前向きな女社長の
明るく生きるためのバイブル

プロローグ

自分はいったい何のために生きているのだろう――。

困難にぶつかり、希望をなくし、絶望のなかで生きる意味を見いだせない現実が私をさいなみました。それは、20年間に及ぶ結婚生活にありました。

子どもを産んだあと、看護師をやめて家庭に入りましたが、幸せな時間はそう長くは続きませんでした。夫の不倫、暴力、挙句の果てに離婚……。言葉にすればありきたりですが、当時の私はそうした出来事の数々に心身ともにボロボロになりながら、生きる意味も希望もつかめない生活を送っていました。

「なぜ天は、こんな人生を私に与えるんだろう……」

そう深いため息をついていたある日の夜、自宅のソファに一人座り、これまでの人生を振り返っていたら、ふと看護師時代に触れ合った患者さんたちのひたむきな生き方が脳裏に浮かんできたのです。

ある人は病気やケガで体が思うように動かなくても「絶対に回復してみせる」と声にしながら、つらいリハビリにも弱音をこぼすことなく汗を流して元気に取り組んでいました。またある人は事故で手足を失っても暗い顔は見せず、生きているだけで幸運なのだと燃えるような笑顔を見せていました。

何事にも前向きな彼らの姿を思い出すと、よし、私も見習わなくちゃ、現状を悲観などしていられない――。そう強く思えるようになっていきました。

我慢することも妥協することも、一切やめる。

失敗や挫折は、より自分が強くなるために天が与えてくれた試練。

ここから私は、私が思い描く人生を突き進む！

以前の私は、自分の意見や希望をぐっと我慢して他人に合わせて生きてきました。そんな自分自身を完全に捨て去り、自然《じねん》の念をもって、やりたいことをとことんやりぬく人生をつくっていこうと決めたのです。

そして、どんな逆境のなかでも懸命に生きている人たちのそばで働くことが、自分自身の人生にとってても必ずプラスになると思い、看護職の経験を活かし、同じ志をもつ仲間と一緒に44歳で訪問看護ステーションを立ち上げました。

再び看護・介護の現場に戻り、最期まで自分らしくあろうとする利用者さんたちから、日々命の輝きや人生の尊さを教わるなかで、あっという間に10年の月日が経ちました。今では訪問看護ステーションのほかに、介護ヘルパー事業なども展開し、同志を増やしながら自分のやりたいことを実現しています。そして、自分自身のことを日本一ポジティブだと思っています。つらいことや悩みも、明るい未来を創る糧として利用できると思い、常に感謝の気持ちをもちながら明るく楽しく、そして全力で生きています。無限大ポジティブによって私の人生を大きく変えたのです。

だからこそ私は少しでも多くの人に、一つの生き方として示してみたいと思うのです。

無限大のポジティブ思考を手に入れられたら、自分の可能性を信じられるようになり、どんな人の人生も好転していくと断言します。

本書では悲しみ、苦しみをポジティブに変換して生きていくことの大切さを私の看護・介護現場でのエピソードを交えながらご紹介していきます。一人でも多くの読者が、この一冊を通じて自らが生きる指針を見つけ、望んだ人生をつくっていくことができれば著者としてこれ以上喜ばしいことはありません。

目次

私が一番、私を好き！
日本一ポジティブな
女社長の思考

「今」この瞬間は
たった一度きり
だからこそ
無限大ポジティブ

自分はこのままでいいのだろうかと悩んでいる人たちに聞いてほしい。

私は別府で訪問看護事業を行う会社を経営し、若いナースたちとも日々関わっているのですが、悩みや迷いのなかで、自信を失っているように見える子たちも多くいる。

自信がないと新たなことになかなかチャレンジできず、自らの可能性を手放していく。人間関係においても、自分よりも他人のほうが優れて見え、何事も人に合わせるほうが楽になっていくと考えてしまう。


「この先、どう生きていけばいいか分からない」

そんな不安感のなかで、自分の人生にブレーキをかけてしまう。

「どうせうまくいかない。自分なんて何もできないんだ」

そうした、おにぎりのように自分を小さく潰してしまう考え方が癖になると、それを拭い去らない限り、自分という存在が薄れていってしまうもの。


この先どうなるのだろう。そんな不安を抱えて日々を過ごしていると、何もかも訳が分からなくなってゆく気持ちは私でもよく分かる。

そのままでいいの？　今のままでいいの？


この瞬間は一度きり。「今」という瞬間。

この瞬間に動きだそう。

未来をつくるのは、「今」という瞬間のつながりなのだから。

と、縁あって出会った若者たちに、私はいつも話している。


過去を振り返れば、私の人生にもいろいろな壁があった。

生きることから逃げ出そうと覚悟したこともあるし、心が折れるほどの貧しい生活になったこともある。

人の死を看取る訪問看護という仕事のなかで、生きるとは？　幸せとは？と、分からなくなってしまったこともある。

そんななかで、自問自答にのたうち回る日々が続いた。

その結果——

浮かんだのが「ポジティブ」という言葉。

……え？　ポジティブってどういうこと？

突然、泉から水が湧き上がるように、胸に沁みてきた。

たった10秒で
人生は変わる
恐れず突き進め

人生が変わった瞬間を体験した。

その瞬間とは……。


訪問看護ステーションを立ち上げる前、病院に勤めていた。そこでは理事長秘書として仕事をしていたけれど、忙しい時には病棟で手伝いをすることもあった。

とある日のこと、病棟を見回っていると、今にも呼吸が止まりそうな女性の患者さんがいた。


「○○さんの呼吸が、止まりそうです！」

私はあわててナースステーションに走り、叫んだ。でも、そこにいたナースは、当たり前のようにこう言った。

「分かっています。でも仕方がないのよ。止まったら先生を呼ぶから」

その言葉を聞き、私は愕然とした思いに駆られた。

確かに呼吸が止まったら医師を呼ぶというのがナースとしてのルール。

それでも、命が消えゆくのを、手をこまねいて見ているだけだなんて……。

私はすぐに病室に戻り、○○さんの手を握り、話しかけた。

「○○さん、この手の温もりを感じながら旅立ちたい？　温もりを感じていたいなら、私はこのままあなたの手を握っています」

ただ病室を通りすがっただけの私は、なぜだか自分でもよく分からないけど、○○さんがきっと手を握っていてほしいのではないかと感じていた。

そうして安らかに眠れるよう手を握っていると、だんだんと見慣れた病室が、とても厳かな空間になっていくように感じた。私はエネルギーのすべてを握る手に集中させた。

しばらく経ち、会議の時間が迫ってきた。

「ごめんなさい、○○さんの旅立ちを見送れないかもしれない。もし一人で旅立つのが嫌で、ぬくもりが欲しいなら、私の話を聞いていただけますか」

○○さんは目を閉じたままでなんの反応も示さず、ただ心電図と呼吸の音だけが響いていた。
私の心のなかには、○○さんと心が通じているかどうかを確かめるためだけに、まるで賭けをするような気持ちだけが芽生えていた。

「これからカウントダウンを始めます。10から数えて、ゼロになったら、私はここを去らないとなりません。もし一人で逝くのが嫌なら、ゼロになるまでに決めてね。それから伝えてください。寂しくないのなら、ゼロになったら私はここを出て行きますね」

そうして私は、カウントダウンを始めた。

10、9、8、7……。
10秒というその時間は、ごくわずかなようでもあり、長い時間のようにも感じた。

一人で旅立つのが寂しいなんて、私の考え違いかもしれない。

寂しいのではなくて、本当は誰にも煩わされずにひっそりと逝きたいのかもしれない。

そう考えると、10秒経ったら逝けと言っているような気がして、残酷なようにも思えた。


誰にも知られずこっそりと旅立つなんて、私なら切なくて、情けないと思ってしまう。

人間ならば、最期は誰かのぬくもりを感じながら旅立ってほしい。

誰かの温かみのなかで、人生の幕を閉じてほしい。

6、5、4……。
それは、私の勝手な思いかもしれないけれど。

カウントダウンしながら、私がしたい看護は病院にはないのではないかと思い始め、カウントがゼロに近づくにつれ、心の動揺が大きくなっていく。

それは何かにとりつかれたように、だんだんと大きくなっていく。

よし、決めた!

もし、カウントゼロで○○さんが旅立ったとしたら、私はこの病院を辞める決断をする。

そして、住み慣れたわが家で最後の瞬間まで誰かの手を握っていられる、そんな看護を始めるんだ。誓おう。
3、2、1……。
ねえ◯◯さん、私の思いは、間違っていますか?

ゼロ……。

その瞬間、心電図がピーッと高い音を発した。

それまで波打っていた緑色のラインが、力を失ってすとんと平らかになった。

その途端、私はパッと目を見開いた。

体中にビリビリと電流が走るような感覚に襲われた。

分かったわ。誓いのとおり、私も今日から人生を変えるわ。導いてくれて、ありがとうございました。

○○さんの旅立ちのなかで教わった、命の大切さ、閉じ方、それに、生きることに向かい合う重さを胸に刻み込んでやっていくわ。

見ていてくださいね。

家に帰りたいという思い、ぬくもりとともに旅立ちたいという願いが叶えられる、そんな看護を始めよう。

私はそう決心すると同時に会議への欠席を告げて、○○さんのエンゼルケア（ご遺体を清めたり死化粧を施したりするケア）を行った。

そして、ご遺体に向かって手を合わせた。

「○○さんが教えてくれたんです。ありがとうございます。どうか私の行く末も、見ていてください」

その翌日、私は病院に辞表を出し、自らの理想とする看護に向けて、走りだした。

もし訪問看護という方法がなければ、○○さんがそうであったように、自分も最期は一人で世を去ることになるに違いない。

死をもって生を知った日。これが、無限大ポジティブへの道が示された日。
人生の転機は、時に思いがけない形で訪れる。
そこをどうとらえるか、そのすべてを決めるのは、自分。
諦めずに未来を変えられるのか、それを決められるのは、あなただけ。
今を変えたいなら、決心というハンドルを動かして新しい道へと飛び込んでみなさい。
するとそこから、運命をねじ曲げていくことができる。

試練とは、
成長と感動の前触れ
どうせやるなら、
楽しまなきゃ

目の前に、楽な道と苦労が多いかもしれない大変な道の、二つがある。

楽な道とは現状維持、大変な道とは成長と感動が手に入るだろう新たなチャンスに満ちているとしよう。


そんな選択肢が現れたなら、あなたはどちらを選ぶ？

どちらを選ぶかはあなた次第だけど、私なら、迷わず大変な道を選ぶ。


なぜか？

それは、大変な道の先にこそ、これまで見たことのないすばらしい景色が広がり、すばらしい感動が待っているかもしれないからだ。

見慣れた道ばかり歩いていても感動に出会うことはめったになく、時には歩いていることすら忘れてしまう。そんな人生に、何が残るだろう。


確かに、新たなものにチャレンジすれば、乗り越えないといけないこともある。

しかし、それを乗り越えてこそ、達成感と「ああ、成長しているんだ」という感動が得られるもの。

汗をかいた分だけ、感動が大きくなる。

そして乗り越えられた先で待っているのは、新しい自分、新しい人生。

そうやって、人は成長していく。


大変な道を歩きつつ、試練と向かい合い、そこを乗り越えるのにポジティブさが大切。

そのコツは、悪い面より良い面に目を向け、「こんな体験、もう二度とできないかも」と面白がり、熱中して心のもち方を重ねていくうちに、いつの間にか目的地に着いている。


私が経営する訪問看護ステーションは、高齢者さんをはじめ、内科・外科的な疾患のある方や、精神疾患を抱える方などの自宅に訪問してケアを行っている。現在でも、アルコール中毒の人やDV被害を受けて精神を病んでしまった方からの依頼がしょっちゅう来ていて、なかには一癖も二癖もある方が多々存在する。

別に、ほかにも楽な利用者さんはいるのに、なぜ私が大変な道をあえて選ぼうとするのか。

最初は、子どもたちを食べさせていくためだった。

新参者の私のステーションが経営を軌道に乗せるには、通常の医療介護の受け入れのみではなく、依頼を受ける先が見つからない利用者さんを進んで引き受ける必要があった。

そんな事情のほかに、私には病院勤めの時代から、かなり心が荒んだ方々と交わりながら看護をしてきた経験があり、やり遂げられるという自負心も多少はあった。貧しい方々のお世話をさせてもらうことも多かった。

貧しい方々のなかには、社会に自分を合わせることができずに苦しみ、なかなか社会になじめず心が疲れきっている方もたくさんいた。そのせいか怒鳴られたりわがままを言われたり、不満をぶつけてこられたりすることもよくあった。

しかし、それは私が選んだ道であり、この経験はきっと未来につながるんだと信じていた。

どうせやるなら、全力で向かい合って変化を楽しもう。できることを全部やって、今の自分の看護がどこまで通用するか、やってみようではないか。

ほかのステーションでは手を焼くといわれているような、あまり評判の良くない利用者さんを進んで担当し、「ほかの人はみんな嫌がるのに、なんで俺のところには懲りずに笑顔で来てくれるのか……俺に惚れたのか？」と不思議がられることもよくあった。

そんなこんなで無我夢中、全身全霊で、大変な道を進んでいくなかで、多くの利用者さんたちがスーパーで一番安いレトルト食品や、砂糖たっぷりのお菓子や菓子パンを買いだめて、それればかり食べていることに自然と気づいた。

納得することに至った。

そうか、だから貧困層に高血圧や腎不全の方が多いのだ。

その納得がきっかけで私は、栄養学を勉強して、患者さんたちの献立を考えるようになった。

安く、手軽にできて、健康にいい食事はなんだろうかと、知恵を絞った。

そして独自に作っていったレシピを一つひとつ広めていくと、利用者さんたちの体調が好転し、顔色が良くなって血液データも血圧も、どんどん改善されていった。

「あんたが来てくれるようになってから、なんだか身体の調子が良くなったよ」

「ひどい腰痛が軽くなって、楽になったわ」

利用者さんから、そんな言葉をかけてもらえるようになると、私はいよいよ仕事が楽しくなって、食事についていてさらに深く勉強していった。

この流れこそ、無限大ポジティブが生み出す、正のスパイラル。

前向きの挑戦、それがいつの間にか結果を出し、感謝が生まれ、その経験がさらに自分の「生長」への糧となっていく。

そうなると毎日が楽しくて仕方がない、自分が困難な道を選んだことなどいつの間にか忘れていた。

するとありがたいことに、「いい訪問看護師さんがいるステーションがある」と口コミになって、依頼が増えてくるようになり、収入も増えていった。

この体験を通して言いたいことは、迷わず困難な道を選びさらに心をともにすることで、結局のところ、大変な道のほうを選んだことが、私に成長と感動と実益という実りを与えてくれたことになる。

すばらしい仲間と、理想の看護がやれている、そんな場所が今は実現できた。

迷わず自らが手にした与えられた道を突き進んでごらん。

試練をポジティブに受け止めて楽しみながら成功体験を増やし、心をしなやかにする場面をたくさん経験して、豊かな思い出を増やすようにしてごらん。

そうすると、成長と感動のスパイラルが手に入る。そして、最後にはこれでよかったと思えるときがくる。

嫌われても平気！
あなたの良さは
分かってもらえる

話が合わない、考え方が違う、好きになれない。

そんな理由から、嫌いな人とは距離を取るのが当たり前。


でも、無限大ポジティブな私は違う。

せっかく、同じ時代に生まれ、縁あって出会ったのだから。

生まれたこと自体が奇跡であり、合縁奇縁の気持ちが必要。奇跡と奇跡の掛け合わせが人生に深みを与えてくれる。

人と人の運命的な出会いを、簡単に手放してしまうなんて、なんてもったいないこと！

それに、もとから好きな人より、最初は嫌いに思えた人のほうが、人生をよりよく変えてくれる確率が高いように、私には思える。

価値観の違う相手のほうが、自分の知らない世界をたくさん知っているものだからです。

その分だけ、自分に変化と影響を与えてくれる可能性が広がるだろうし、分かり合った先には、まだ見ぬすてきな世界が広がっているかもしれない。

それは看護師として、精神疾患を抱えた患者さんたちとこれまで長く向き合ってきて、分かり合えない相手なんて、本当は存在しないのではないかと、だんだん思えてきたのです。

人の好き、嫌いを分けるのは、結局のところ「自分のことを分かってくれるかどうか」に尽きる。分かってくれたら、いい人。理解してくれないなら、嫌な人。

そんな自分勝手な視点だと、人間関係は広がりも深まりもないもの。

しかし、人は勝手をしたがる。

それは自分の都合にもよることなのだろうが、敵を知り、己を知れば百戦危うからず、とあります。

自分を理解してもらうより、まずは相手を知ること。

もし誰か、分かり合えない人がいるなら、それは相手の問題じゃない。

ただ自分に、相手を理解する能力が足りない分だけ、考えてみることも大切。

相手を理解する、それは究極に難しいことのように思える。

膨大な問題を宿しているようにも思えるその人の人生背景を知り、それを受け入れ、その人の立場に立ってモノを見て、考え、気持ちを想像する。ここまでできなきゃ、理解したことにはならない。

最初から投げ出してしまえば、永久に終わる。

どうせ分からない、嫌われているからと、諦めてしまえば、あとには何もない。

たとえどんなに関係がこじれても、自らが投げ出さず、相手を理解しようと努めれば、いつか分かり合える日が必ずやってくる。


私が事業所を立ち上げて、記念すべきともいえる最初の患者さんとなった、Aさんという男性がいた。

Aさんには重度の障がいがあり、気難しいことで有名、たとえば約束の時間に30秒でも遅れたら「帰れ！」と怒鳴りつけ、気に入らない相手にはいっさい何もさせないという態度をとってきた方だった。

若く生真面目なナースたちは、そうした利用者さんに出会って拒絶の態度に圧倒されると、驚きのあまり落ち込んでしまう。

Aさんの場合も、その厳しさに多くのナースが音を上げ、市内ではどこも担当してくれる訪問看護ステーションがなくなり、巡り巡って「困難事例」として私のステーションへとやってきた。

それもまた、私とAさんとの縁だったと今では分かる。

初めて会った時のAさんの印象は、私にとっては噂ほど悪い印象ではなかった。

確かにわがままを言う。けれど、私にとってはこれくらいは当然、という感じに思えた。

そして私は、障がい者、健常者なんて、分けるような感覚がないので、Aさんに対し必要なことはなんでも遠慮なく言ったし、ほかの人となんら変わりがないと、理解しようとした。それに、この方からでも学べることはたくさんあると感じていた。

実際に、訪問看護を利用してきたベテラン利用者であるAさんだからこその思いで足繁く通い、訪問看護のノウハウにつながる彼の知識を教えてもらえるという喜びがあった。

あるときから、Aさんが湿り気を帯びたような咳をするようになった。

私はすぐに医師の診察を受けるよう勧めたけれど、なかなか行ってくれず、ようやく重い腰を上げて受診してくれた病院で、末期の肺がんであると診断された。

「どうする？　家でずっと過ごしたい？」

私が問いかけると、Aさんは困ったようにも焦ったようにも聞こえる、消え入るような声でぽつりと答えた。

「分からん。俺は気が小さいんだ。苦しかったら入院するかもしれん」

何度か、ああやこうやとつぶやいたあとで、結局、病院に入るという選択をした。


Aさんの入院後しばらくの間、私の仕事はどんどん多忙になり、まさに寝る間もないほどのスケジュール。

しかし常に頭の中に思い浮かんで気がかりなのは、Aさんのこと。

ようやくスケジュールの合間を縫って、病院へとお見舞いに飛び込んだ瞬間、怒鳴り声が飛んできた。

「お前が来ないで、どうするんか！」

言いながら、酸素マスクの下で泣いている表情になった。それまで一度も、涙を見せたことなんてなかったのに。

孤独と不安に至り、しばらく見舞いに来られなかったことを悪かったと思った瞬間、思わず私も涙がこぼれた。

苦しそうな呼吸のもとで、私は手を握り締めた。

どれほどの時が経ったのか、すでに言葉を発するのが難しくなったAさんの口が、ぱくぱくと動いた。

（もうええぞ、帰れ、帰れ）

私が忙しいのを察していたのか、孤独や不安を押し殺しながらも、こちらの立場を気遣って、そう口にしたのだろう。

その日の夜遅く、病院からAさんの訃報が届いた。

生前身寄りがなかったAさんだったから、私がご遺体を引き取り、荼毘に付した。

息子さんが一人、いたにはいたけれど、絶縁状態になっていて葬式にも来てくれるかどうか定かではなかった。

それでも、連絡先だけは聞いていたので、「どうか最期だけでも、お別れをして見送ってあげてほしい」と頼み込んだ。ここで諦めてしまえば、Aさんと息子さんは一生分かり合えないままになってしまう。心残りがそのままになってしまう。

強がって淡々としていたようではあっても、私には、Aさんにとって息子の存在が唯一の気がかりであると見通していたし、話の節々からそれが感じ取れた。

せめて魂が天に昇る前に、Aさんの我の強さと意地の部分をほぐしてあげたかった。

息子さんは、遺骨は引き取りはしなかったけれど、会いにだけは来てくれた。

「Aさんは、いつも息子さんの話ばかりしてくれていました。父子関係はうまくいかなかったかもしれないけれど、紛れもなくあなたを大切に思っていました。私だけには話してくれたんです。信じてあげてください」

そう伝えた。すると彼は深くうなずいて、かすかに震えているようだった。そのとき、ようやく二人は、心のつながりと生きてきた絆のほつれを紐解く理解の入り口に立ったのだと思った。あとは二人に任せればいい。

その瞬間に、私のAさんの看護は、幕が下りた。

通常、訪問看護の報告書には、患者さんが亡くなった場合「死去にて解決」という言葉が書かれる。

しかし私の目指す看護は、そんなものではない。旅立とうとする魂が、生前に成しえなかったこと、伝えられなかったことをできる限り人のもつ心の底の真実として、「おくりびと」である家族、知人にその思いを代弁し、手渡してあげるのが、私の訪問看護師としての使命だと思っている。

それでも、正直に言えば、死んでからじゃ遅い。

できれば生きているうちに、分かり合ってほしい。

理解し合って、その後の人生を少しでも大切に、実りあるものにしてほしい。

嫌いな人、苦手な人と、距離を空けるのは簡単なこと。

それが積み重なれば、信じられる人も少ない寂しい人生になってしまう。


分かり合えない人なんて、いない。

まずはそう考えることから、人間関係は拓けていくし、そんななかからすてきな縁をつむいでいけるようになっていく。

そうやって、いろんな人と仲良くなり、年齢を重ねるほどに周りが好きな人で溢れていったら、満足感が満ち溢れていく。

そう思えませんか？


人間関係のストレスから解放されるかどうかは、自分次第。

分かり合った人の数が多いほど、ありのままの自分でいられるようになっていく。

外見なんて関係ない
今の私が、
自分史上
もっとも美しい！

私はブスだ。

そう自分でも思い込みながら、育ってきた。

自分のなかではコンプレックスを抱く余裕もないほどブスだとは感じていたのだけど、ともかく両親は私のことを精いっぱいかわいがってくれた記憶がある。

そのかわいがってくれる理由が知りたくて両親にたびたび「私は、かわいい?」と聞いた。しかし、まともな答えが返ってきた記憶は、ない。

テレビでかわいい子役が出ていたある時、1回だけ私は「この子、美人だよね、私はどうなの?」と父に尋ねた。

すると父は、こう答えた。

「いいかい、世の中にかわいい子はたくさんいるけど、本当に美人な人は少ないんだよ。美人になりたかったら、勉強をたくさんしなさい。頭がいい女性は、みんな美人になるんだ。勉強してかしこくなったら、本物の美人になれるよ」

今はブスでも、勉強すれば美人になれるんだ。子ども心に、うれしくなったことを覚えている。

素直にそう受け止め、私は外見よりも中身を磨こうと頑張るようになった。

ほかの子がかわいい服を着て、おしゃれな髪型の話に盛り上がっているなかでも、私は兄のお古の半ズボンをはかされ、ショートカットで漫画のなかのポパイの恋人オリーブのようにひょろっとした、活発で色黒さがまるで男の子のようだと周りから言われても、ただ笑い返すだけで、今に見ていろと、まったく気にしなかった。それよりも、知識や特技を増やすことを選んだ。

やがてできることが増えるようになると、クラスのリーダーシップ的なことも行えるようになった。

中学に入るとセーラー服になったので、みんな服装は一緒。

そこで人生で初めて「かわいい」と言われるようになったのには、驚いた。

外見を捨て、内面を磨くことに一生懸命になりその先にあった、美しいという言葉……つまり中身が整い自信がつくと、所作や外見にもそれがにじみ出て、人間は美しくなれるのだと、私は実感したの。

訪問看護の現場で出会う、たくさんのお年寄りたち。

人生の先輩たちのお世話をさせていただき、話に耳を傾けながら、よく考えた。

美しさって、何だろう。

きれいって、どういうことなの？

85歳、90歳では、外見をほとんど気にしなくなる人と、逆にいくつになってもこぎれいでいようとする人と、明確に分かれていく。

性別の壁を飛び越えて、もはやおじいちゃんか、おばあちゃんか、分からない人もいる。

それでも女性なら口紅をつけて、髪に櫛を入れ、身だしなみを整えているような気遣いをする。そんなかわいさ、健気さのある人が、知性溢れて美しいと思った。

そしてそれこそが私にとって、美しい、という概念になった。


美しさとは、外側じゃなくて、内面に宿り、にじみ出てくるもの。

流行りのかわいさ、美しさなんて、すぐに移り変わっていく。

昔は、切れ長の細い目、しもぶくれの輪郭、小さな鼻、おちょぼ口、ふくよかな体型といった要素が美人の条件とされていた。

それが、今のアイドルや女優さんは違う。

好みだって、人それぞれ。ある人にとって絶世の美女も、別の人には平凡に見えるなんてことは、よくあること。

外側の美しさって結局その程度の、あやふやなもの。

そんなよく分からないものに振り回され、落ち込んだり、悲しんだりしている時間なんて、もったいない。


身だしなみを整えるご高齢さんがなぜ美しく映るのか。

いくつになっても他者のために身支度をしようという、その心くばりが真の美しさを醸す。

そうして美しさの本質が、内側の輝きにあるのを忘れなければ、あなたの外見を他人がどう評価しようが、きっと気にならなくなる。なぜなら、内面に磨きをかけることで、同じように本物の美を分かっている誰かが見つけてくれるから。本質が分かる者同士は、自然と惹きつけ合うんだ。

だから、中身の薄い話なんて、どうでもいいわと笑えるようになる。

そうやって歳を重ね、知識と経験が活きてくるようになると、内面がきらめくようになっていく。

だから、あなたも私も、人生で美しさを育てている時間、その今が、自分史上、最も美しく輝いている瞬間。

外見なんて、どうにでもつくろえる。それよりも今しか磨けない内面を磨くのに時間を割くことを大事にしよう。

自然体でも美しい自分でいるためには、いつも内面を磨いていなければボロが出てしまう。

まずは、所作から変えてみたらいい。

ドアを足で開け閉めしたり、紙をクシャクシャに丸めて捨てたり……ついクセになった粗雑な行動はないだろうかと見直して、一つひとつの動きをできるだけていねいに、想いを込めて、扱ってみたらいい。

扱い方が整うだけでも、人と会った時に戸惑うことが少なくなる。

あと大切なのは、言葉遣い。

暗い言葉、語調の悪い言葉、ネガティブ言葉は、使えば使うだけ運を奪い、中身を醜くしていく。

言葉はいつも、ポジティブに。

ポジティブな言葉は、内面のドレスアップに欠かせない。だから誰かと会話をするときも、できるだけ柔らかい言葉を用いることを意識しよう。

あとは、勉強すること。

今自分が置かれた場所で、咲き誇るためにも、必要なことを学び続ける。

わきめも振らず、集中して学びに熱中する、心を燃やして、自分の人生を華やかなものにするために。

それを続けてごらんなさい。

ある日、あなたは思いがけずに言われることがあるかもしれない。

美人ですね。すてきだねって。

そんなとき、「ああ、よかった。私の生き方は間違っていなかった」と思うでしょう。

今の私が、そして今が、一番「仕合わせ（幸せ）」。明日はもっと美しくなろう！　と。

後悔は成功までのプロセス
運に選ばれろ

ポジティブな自分になるには、どうしたらいい？

よく私は、そう聞かれる。

そこで決まって、こう返す。

「まずは言葉を大切にしてみて。ポジティブ言葉をできるだけたくさん使うようにしてごらん」


言葉には霊力が宿ると、私は信じている。

ポジティブに使えば人生は前向きに、ネガティブに用いれば過去に引き戻されて、悔やみの多い人生となっていく。それが「言霊」というもの。


言葉を軽んじると、時に人生を台無しにしてしまい、挙句、幸運も逃してしまう。言葉を大切にすると、不思議と幸運に選ばれる。

長い人生でたった一度だけ口にした言葉が、一生の後悔となったり、ふとした瞬間もらした言葉が、人との関係を壊したり、どうにもならない状況に陥らせたりもする。

たとえそのときは気にせずとも、歳を重ねていくほどに「なぜあんな言葉を吐いてしまったのだろう」という残念な思いだけがクローズアップされていく。そして人生の終盤に近づくにつれ、さらなる後悔が襲ってくる。そしてそれが、旅立つまでに心の重しとなってしまう。

言葉の大切さを教えてくれた、あるご夫婦がいた。

ご夫婦そろって認知症、でも二人とも絶対に家を離れないと言い張り、寄り添って二人の世界で穏やかに暮らしていた。

私をはじめスタッフ皆が、このご夫婦を「パパちゃん」「ママちゃん」と呼び、毎日訪問していた。

ある日、パパちゃんの支援をしていると、テーブルに古めかしい封筒が置かれているのが目に入った。

「パパちゃん、このお手紙はなあに?」

「ああ、それはなんだったかな、よく覚えてないから、君が開いて読んでくれるかい」

「分かったわ」

封筒には一通の手紙。

書き出しは『お父さんへ』だった。

軽く一読して、私はあわてたけれど、それでも読み続けた。


『僕の結婚になぜこんなに反対するか、理解できません。彼女は本当にすてきな女性で、僕はそのすべてを愛しています。この人なしの人生は考えられません。だからお父さんがどんなに反対しようとも、僕たちは結婚します。彼女はとても傷ついています。大切な人をこれほど傷つけた二人を、僕は一生許せません……』


読み進めながら、私の心臓の鼓動はどんどん速くなっていった。以前から漏れ聴いてはいたが、内容の切なさに胸がぎゅっと締め付けられ、苦しくてなってきた。

二人の大きな心残りに、息子さんとの関係があるのは分かっていたが、それがなにかまでは知り得なかった。

「あの時の言葉は、もう一生取り消せないからね。それで息子とお嫁さんを傷つけてしまった。仕方がないんだ。僕のお嫁さんでもないのにな、後悔先に立たずだよ」

横にいたママちゃんもしんみりと言った。

「ええそうね。私たち二人で、うちの嫁にはこんな人が来てほしい、だからあなたとの結婚は許したくないなんて……つい、言っちゃったのよ」

「もう一度だけ、謝ってみたら？」

私が言うと、二人そろって小さく首を振った。

「何度かそんなチャンスがあったけれど、ダメだった。もうどうしようもないんだ、取り返しはつかないんだよ」

残念ながら、パパちゃんはその後、息子さんと和解することもなく、旅立ちの日を迎えた。認知症が進み、階段から落ちて骨折したのをきっかけに日常生活が難しくなって施設に移り、そこで静かに人生の幕を下ろした。

葬儀の数日後、息子さんと娘さんは「お世話になりました」と、会社に挨拶に来てくれた。

初めてお会いする息子さんは、パパちゃんとママちゃんをバランスよく足した、まさに二人の子どもといった容姿だった。

ご挨拶を交わして、ゆっくりとコーヒーを淹れながら、私は心のなかで一生懸命祈っていた。

パパちゃん、きっとこれが最後のチャンスだよ、私の口を借りて、パパちゃんの本当の想いを伝えてあげて。私を使って！

息子さんと相対した私は、パパちゃんが成し遂げられなかった唯一のことを、私が代弁する。そうした熱情が湧いてきて、ただひたすらに心のなかで「パパちゃんしっかり、パパちゃんしっかり！」とだけ繰り返していたことだけを覚えている。魂をぶつけて本音を届かせるという一点のみに集中し、私は呼吸をしていた。

そして頃合いを見て、パパちゃんがずっと心にしまっておいたわだかまりの想いをすっと口にした。

「お父さん、お母さんが、結婚に反対していたことについて、今はどうお感じですか」

息子さんは一瞬、困惑の表情を浮かべた。訪問看護師である目の前の私がそのことを知っていることに驚き、話すか話さないか迷っている様子だった。そこをなんとかこじ開けようと思って、私はひるむことなく前に進んだ。

「確かに、一度出た言葉はもう消えませんし、起きた事実も変わりません。そして、取り返しのつかない状況をつくってしまったことはよく分かっています。ですが、それでも……」

私の目から涙が溢れた。しかし、不思議と声が震えるようなことはなかった。

「情が深い方でした。なのに、最愛の子どもを傷つけたい、苦しめたいと思うはずはありませんよね。息子さんをとてもとても愛していたから、その伴侶に対してもこだわりが強くなり過ぎ、つい反対してしまったと話してくれたことがあります。その思いの伝え方に至らないところはあったにしてもご両親なりの息子さんへの愛だったということはご理解していただけるでしょうか。辛い思い出であるはずの手紙ですら絆として大切にとっておいて、時に封筒のあて名書きを見て何度もため息をついていました」

今度は息子さんの目から、ぽつりと一筋の涙がこぼれ、「知らなかった」と小さくつぶやいた。涙が蒸発し、天へと昇っていくとき、必ずきっとパパちゃんの魂へ届き、成仏の道へ美しく散らばるでしょう。

後悔しないように生きることは難しいが、仮に後悔してもそこにどう向き合うかが大切。起きた事実は変えられなくとも、それを切り拓いて未来への糧とすることはできる。そうやって、自分の成長へとつなげられる。それが、過去を変えるほどのポジティブな生き方。

そして言葉は、後悔の起点にも、嬉《よろこ》びの起点にもなれる。言葉をポジティブにするだけで、受け止め方も自然に前向きになっていく。だから私は、何度でも言う。「まずは言葉を大切に。ポジティブな言葉を大切に」

主役はいつだって自分

強く、

太く、

生きろ

訪問看護の現場に出た、新人ナースたちのほとんどが初めは、自信を失って帰ってくる。利用者さんにしかられたり、拒絶されたりすることが続くと、嫌がって顔色が暗くなっていき、体調やモチベーションが下がり、自らが学校で学んできた看護が通用せず、戸惑いのなかで途方に暮れる。そうやって自信を失った若いナースたちを後ろから支え、心をなんとかポジティブに引き戻そうとするのも、同じ道をたどってきた先輩ナースたちの役割でもある。

無限大ポジティブになっていく道に、壁として立ちはだかるものがある。

それは「自信のなさ」というまさにネガティブの塊みたいなもの。

容姿しかり、能力しかり、そしてあらゆる場面で壁を超える力がない……物事をネガティブに受け止めがちな人ほど自分に自信がもてず、それが悩みを生み出す日々になる。

ただ、そうした人が自信を手にし、ポジティブさにめざめ、自分が主役だと思って生きられるようになったときの変化は、まさに脱皮！

人生が180度、変わる。ネガティブ、ポジティブには中間がなく、完全にどちらかしかないことに、脱皮したら分かる。

自信の種は、あらゆる人の心の中に存在していて、きっかけさえあればいつでも動きだせることを知らないのは、その開花を知らないだけ。自信がもてないなら、その方法を知らない場合が多いから。

自信のなさが厄介なのは、その理由がはっきりしないから。

なんとなく自信がもてない、後ろ向きに落ち込むのを説明できない人が多い。そんなあやふやなもの。

でもなぜそう思うのか、説明できない人が多い。

何もしないうちから、できない、やれないと決めつけてしまいがち。

「現状を変えるなんて、できない」

「流行のおしゃれなんて、どうやっても自分には似合わない」

「あの人が、自分のことを相手にしてくれるはずがない」

「人がどう思っているか、気になって仕方がない」

そんなことばかり浮かんできて自分をさげすむ方向に舵を切る。

それを、こんなふうに考えてみる。

「そのうちきっとうまくいく。大丈夫よ。うまくいく」

「おしゃれな服は自分で着こなしてみせる」

「あの人との距離を縮めるには、もっと鮮やかな自分に変わろう」

「まずは自分が動きたい方向に動こう。動いてみて自分から問いかけて、その反応を見よう」

なぜあなたと私で、考え方が違うのか。

結局、ポジティブかネガティブか、自信があるかないかなんて、いわば人それぞれの勝手な思い込みのようなもの。

たとえば目の前に、ガラスでできた筒があるとして、もしそこに水と氷が入っていたなら、ほとんどの人はそれをコップであると思うはず。

でも氷を除いて一輪の花を生けたなら、そのガラスの筒は途端に、一輪挿しになる。

まったく同じガラスの筒を見ても、水と氷が入ればコップ、花が差されれば一輪挿し。

自信なんて、それと同じ類い。見方によってさまざまに変化する。


自信をもつには、まずネガティブな思い込みの枷《かせ》を外すこと。

でも自分だけじゃ、なかなかそれは難しいことも多いから、誰かの力を借りるのが一番。

たとえば顔にあるえくぼが自分ではコンプレックスと思えても、親しい方々は、それをどう受け止めているかしら？

かわいいねっていってくれた方もいるはず、だけど思い込みの枷が邪魔して、それを素直に受け止められないだけなのかもしれない。

客観的に、人の話を聞く習慣をつけましょう。


そうすれば、思い込みじゃない、自分の本当の姿が見えてくるのです。

そしてきっと、朧気であっても分かってくるはず。

たぶんあなたが思うほど、あなたはダメな人間じゃないのです。

自分が思うほどには、他人は自分のことを気にしていないものです。だから思い込みが大事。選択にはポジティブとネガティブの二通りしかないのであれば、ポジティブを選ぼう。損はしない。

魔法の言葉

「いつだって、自分最高！」

私はこれまで、ネガティブ思考にとらわれてなかなか前進できない方々をたくさん見てきました。

たとえば、ある日大けがをして身体障がい者となってしまったなら、当然最初はネガティブ思考に陥りがちです。そうした人たちの看護を担当する場合、その気持ちを少しずつポジティブな方向へと引っ張っていくようなケアが必要になります。

そんな経験を積むなかで分かってきたのが、ネガティブな人には共通する「ある種の思い込み」があるということ。

自分はダメな人間だ。

常に正しくあらねばならない。

いい人でなければならない。

この三つが、思い込みの代表格で、ポジティブへ向かうための障害となっていることが多い。

自分はダメな人間だと最初から決めつけ、能力が低いと思い込んでしまえば、チャンスが巡ってきて、やりたいことがあったとしても、「自分にはどうせ無理だ」とか「できるはずがない」などとなり、やりもしないのに妙に卑屈になり、動こうとしない。

ちょっとしたミスでも「やっぱりなぁ」と落ち込み、成功しても「たまたまうまくいっただけ」と過小評価してしまう。

常に正しくありたいとは誰もが思うことなのだろうけど、「こうでなければダメ」と決めてかかると、途端にそれがプレッシャーとなって、失敗が怖くなる。自分に自信がない人ほど、その積み重ねが増えてくると、何もかもが間違いに見えてしまい、選択肢のすべてが信用できず、なかなか決心できない。

特に生真面目な人ほど、「完璧にやらねば評価してもらえない」「完璧でなければ、人に嫌われる」と思い込みがち。

自分の気持ちより、他人からの評価が気になって仕方がない。

いつもいい人でいようとするのも、実は他人に嫌われるのが怖いから。でもそうやって他人の顔色ばかりうかがうようになると周りに振り回され、辛い目に遭うことのほうが多いだろう。

そうして常に相対する人の望む答えのみを出し、望む行動ばかり取っていると、しまいには自分が何をしたいのか、何が好きで何が嫌いか、いったいどうやって生きていけばいいのか、自分の本心がどこにあるのか分からなくなる。

人にたくさん尽くして、頑張って、頑張って……それって本当に、自分が望んでいること？　それほど自分をごまかしたいの？

この三つの悪癖みたいなものをなんとかしないと、無限大ポジティブな自分は手に入らない。


思い込みを打ち壊すには、まず今の自分を素直に見つめて。

ネガティブな感情をもっていることも含めて、今の自分を肯定すること。

まずは肯定すること、それが始まりの第一歩。


次に、自分のなかのネガティブな感情が、果たして本当にそうなのか考えてみて。

どんな物事も、表と裏があるもの。

たとえば「ダメな自分」と思っていてもなにかをするときにダメ元の気持ちでチャレンジすれば、失敗しても気持ちの切り替えが早くできるかもしれない。

そしてチャレンジの数が多ければ多いほど、人生の可能性は広がっていく。

人間は必ず、なんらかの才能をもって生まれてくる。

仮に今、成果が出ていないとしても、それは自分の才能を活かせるチャンスに巡り合っていないだけ。スポーツ選手でも、小さな頃にそのスポーツと出会い、やってみたことが、すべての始まりだった。それがなければ、平凡な人生になっていたかもしれない。

つまり成功している人は、自分が生まれもった才能を活かす場を見つけられた人。

そして、最初は自信がなくとも「ダメ元」となにかを始められた人。

自分の才能を知るには、何に対しても幅広くチャレンジを繰り返すしかない。

そのチャレンジが、人生の豊かさを創っていく。

常に正しくあらねばならない。そう考えること自体、本当は悪いわけじゃない。

ただ、正しいかどうかを決めるのは、他人ではなく自分であるというのを忘れないでほしい。

人の判断がどうであろうと、自分は正しくありたい。そんなふうに発想を転換できれば、迷いが減って、生きるのが少しだけ楽になっていく。


いい人でいることだって、もちろん悪いことじゃない。

ただその軸を、他人ではなく自分にもつのが大切。

他人から見たいい人なんて、演じる必要はない。

自分のなかで「少しは人の役に立てたかな」と思えれば、それでいい。


ネガティブな思い込みの枷を外すための、魔法の言葉を教えましょう。

「いつだって、自分最高！」

そう唱えていれば、自信のない自分なんて、いつの間にかいなくなっていく。

とことん
ポジティブに
自分をむき出せ！

あなたはいったい、何をしている人？
こう問われたら、どんなふうに答えますか？

主婦です、フリーターです、学生です、〇〇会社に勤めています……日本では多くの人が、そういうふうに自分を表現する。

でもこれは世界的には、珍しい答え。欧米では、初対面の相手に対し素性を訪ねる際「What do you do？」という聞き方をよくするけれど、これは肩書を問うているというより「あなたは何をして世に貢献していますか」というようなニュアンスが強く、つまりは仕事の内容やその価値にフォーカスしている。

だからただ、主婦です、フリーターですと言っても、相手はまったくピンとこない。会社員としてどんな仕事をしているか、アルバイト先でどういった業務に携わっているかを知りたいのだから。

日本社会は昔から、中身よりも肩書を重視してきた。

個性よりも、調和を重視してきた。

みんなと同じじゃなければならない。

一人だけ違うのは、除け者にされそうな気がする。

そんな感覚が、実はポジティブになるのを妨げている。


私たち訪問看護師に限っていうなら、患者さんの数だけ適合の仕方があり、同じ支援、同じ業務は一つとして存在しない。ナースたちはそれぞれの持ち味を活かし、利用者さんと関係性を築いていくなかで、ベストな支援のあり方を模索していく。

だから「みんなと同じ」じゃあ、はっきり言って仕事にならない。

仮にあなたが主婦だとしても、専業かどうか、子どもが何人いるかなどで、生活はガラリと変わる。パートナーの趣向や自らの得手不得手も考えれば、家庭の数だけ家事のやり方があり、一つの肩書では何も説明できていないのと同じ。

どんなにシンプルな作業も、それをこなす人間には個性があり、やり方が少しずつ変わってくる。誰もがまったく同じようにできる仕事などなくて、そこに必ず、働き手の個性が介在する。

人と同じで、平凡な自分など存在しないんだ。

ここに気づけると、ポジティブ思考にぐっと近づける。


自らを平凡と決めつけ、肩書に支配され、他人と違ったやり方をするのを恐れてしまえば、生活のなかでやりがいを見つけるのが難しくなる。

逆に自分が唯一無二の存在だと分かっていれば、どんな場所で何をするにしても、「私はこんなやり方をしよう」と、自然に個性を発揮できるようになる。


こうやって自分らしさが増してくる、その究極といえるのが、毎日「あるがままの自然の自分」でいること。飾らず、隠さず、嘘偽りなく、自然体で生きていく。そこまでいけば、無限大ポジティブはもう目前。

私は幸いにも、看護という仕事を通じ、自然の自分と向かい合うことができた。

肩書はどうでもよくて、人としての生死、肉体、精神、心理、意識、魂などが巴になり、まじり合ったその先に、「ありがとう、あなたと出会えてよかった」という何物にも代えがたい言葉が待っている、それが看護という仕事。

そんな日常にいるせいか、気づけば私は、自然の自分をさらすことに何の抵抗もなくなっていた。利用者さんはもちろん、ナースたちに対しても、いつも自然体で、笑い、泣き、怒り、にぎやかに毎日を過ごしている。道を歩いていてかっこいい男性がいれば平気で「あら、かっこいいですね、思わず見とれちゃいました」などと話しかけてしまい、周りから「ちょっと、やめてよ」とあきれられたりもする。

私にも、あなたにも、それぞれの人生がある。しかも、それはすべてたった一度きり。

その主役は自分しかいない。

自分の意志を大切にし、進みたい方向に生きていくこと。

むき出しの自分でいることは、鎧を着ないで戦に出かけるようなものでもある。

そして、本当の自分をさらけ出して、傷ついたらどうしよう、否定されたらどうしよう、そう考えたらもうむき出しではいられなくなる。みんなきっと、それが怖くなり、不安になる。


それでも私は、自然の自分で生きていきたい。

これが、私なの。

そう力強く宣言し、否定されても気にしない。

そんなふうに過ごしていたら、気づけば周りに、人が増えていったから。


人と絆を築こうと思ったら、まずは自分が自然体にならねば始まらない。

自分の身に置き換えて考えてみて?

いつも愛想がいいけれど、本音では何を考えているか分からない、そんな人よりも、あまり愛想は良くないけれど、自分を隠さず、正直で、嘘をつかない相手のほうが、きっと信頼できるでしょう。

嘘や隠し事がないと、気持ちが晴れて楽になれる。
私が出せるのはここまで。あとは相手次第。
自分が自然でいることで、判断を相手に委ねることができる。
それでも決して妥協はしない。本物の人間関係をつくっていくために。
まずは自分を自然にさらけ出すこと。
そうすれば、きっと今より強く、ポジティブな存在に生まれ変われる。
ただそう信じておけばいい。

行動、行動、行動！
光よりも速く、
タフに生きる

「あなたは、タフだね、強いね」

周りの方から、よくそう言われる私。

確かに、弱くはないと思う。

いろんな経験をさせてもらったおかげ。

病院勤めの時代から、救急外来で凄惨な傷を負った方々を看護したり、訪問看護でもいろいろな問題を抱える利用者さんと関わってきたから。

プライベートでも、命の危険を感じたことは一度や二度じゃない。

思えば私の人生は、常に生と死が背中合わせにあった。

そのおかげでちょっとのことでは驚きもしない。

それがタフに映るんでしょう。


メンタルの強さと、ポジティブ思考は同等である。

メンタルが強くなれる、何事もポジティブにとらえられるのは、リスクに対して知識というくさびを先に打ち、備えられるから。

メンタルの強さとポジティブ思考の関係には、実は根拠がある。それは体験、学習をとおして鍛えた知識と知恵があるからこそ、あいまいさが存在しなくなる。

そして、これを逆にいうと、俗に心配性と言われるような繊細な心の持ち主ほど、知識と経験のなさからネガティブ思考に絡め取られやすいということ。毎日、あれやこれやと心配ばかりだと、さらなる不安を呼び込むような新たなチャレンジを試みないようとしないから、ますます体験は乏しくなる。

そうして「いつも動けない」状態が続くほど、自分には何もできないという無力感にさいなまれて、どんどんネガティブになっていく。

たとえば子どもの運動会で、「転ばないか心配」と思うのは、親であれば当然でしょう。しかし「競技中に頭を打つ」、そして「命に関わるケガをする」というところまで想像し、恐怖を感じるなら、運動会は危険だ、欠席させようという結論になり、子どもの思いとは反対に、毎年運動会を休ませることになる。

こうやって、「心配だから」「不安だから」を突き詰めていった先には、何もしない、何もさせないという未来しか存在しない。極論をいうと、外を歩くだけで事故に遭うリスクは必ず生まれ、それを受け止められないなら、引きこもるしかなくなる。

訪問看護の現場では、利用者さんにとってのリスクとリターンを天秤にかけ、判断を迫られることがしょっちゅう。

認知症の患者さんのケアを行う際、できる限り自由に行動させてあげたいと思う反面、出先で転ばないか、きちんと階段を降りられるか……特に高齢者の場合、転倒などによる骨折は命に関わり、さらに認知症を進める要因ともなるから、心配は尽きない。

ただしだからといって、身体を拘束するのがいいのかといったら、当然そんなはずはない。身体は守れても、心が死んでしまう。

さらにはもしナースがネガティブな方向に引っ張られてしまえば、在宅中の事故や死を極端に怖がり、利用者さんにとって最適なケアができないリスクが生まれる。

訪問看護の現場では、最悪の事態を想定して備えを常にしたうえで、あとは「きっと大丈夫」という懐の大きさ、ポジティブさが、なにより求められる。

結局のところ、心配事や不安というのは、いまだ起こっていない物事に対し生まれるもので、ネガティブから抜け出すには、実際に起こしてみる、つまり行動するしかない。

これは精神論ではなく、科学的な事実として、心配事や不安に対し、何も行動を起こさず、同じ状況に留まろうとするほど、不安が増え続けていくと解明されている。


ですから、心配したり、悩んだりしたら、とにかく行動あるのみ。

そうすれば、きっと、

「思ったよりひどくなかったな」

「そこまで怖がらなくてもよかったな」

この繰り返しで、心配事や不安への免疫耐性がついてきて、メンタルが強く、ポジティブ思考に鍛えられていく。


不安を消すには、行動しかない。光よりも速く、感覚を働かせること。

これが分かっているだけで、きっと人生の幅が広がる。光より速いもの、それは想い。

しんどい時こそ、
とびっきりの笑顔

笑う門には福来る。

まったくそのとおりだと思う。


どんなときでも、笑顔でいて。

苦しいときこそ、笑ってみて。

それがいつもポジティブでいるために重要なこと。

笑顔こそ、ポジティブの救世主。

笑いの数が多ければ多いほど、無限大ポジティブに近づいていく。


笑顔に秘められたパワーについてよく理解していたのが、私が敬愛するマザー・テレサ。

彼女は言った。

「笑顔は愛の始まり、平和の始まり」

「誰かに微笑みかけることは、その人へのすばらしい贈り物」

地球上のあらゆる生物のなかで、明確に笑顔を浮かべられ、コミュニケーションに役立ているのは人間だけ。

つらくとも、苦しくとも、無理にでも笑顔をつくると、脳は「自分は今、楽しい状態にある」と認識し、気持ちが上向きになっていく。

そして笑うことで、ストレスが減り、免疫力が上がり、脳の血流が活性化され、多くの病気の治療や予防ができる。これは科学的にも証明されたこと。

自分だけじゃない。

誰かの笑顔を見ると、脳が顔の筋肉を動かして、自らも笑顔になろうとする。

笑顔は、周囲の人まで幸せにする。

マザー・テレサは、きっと鋭い感性で、それを感じていたのでしょう。

こんなすばらしい能力、使わなければ、もったいない。

あらゆる場面で笑顔でいる人は、自分も元気であり、他人も元気にする、まさに最強の存在！　そんな人になれるんだから、苦しいときでも、笑ってごらん。

苦しい、つらいっていう様子は、ホントはあまり人に見せないほうがいい。

笑顔で覆い隠したほうがいい。

なぜなら、苦労のない人生なんて一つもないでしょ。

幸せはなかなか見つからないけれど、苦労ほど、ありふれたものはない。

だからわざわざ、苦しいよつらいよって顔をして誰かに訴えても、人は同情はしても、めったに解決には動かない。


訪問看護の現場で私が出会ってきた、数多くの人生の先輩たちは、不思議とあまり過去の苦労話はしなかった。

こちらから問えば、人生の経験として教えてくれるけれど、その語り口はむしろ淡々としていて、ことさら苦労を強調したり、同情を引こうとしたりはしなかった。

戦前や戦争直後の生まれの人々は、日本が焼け野原でモノがほとんどない時代を生き延びてきた。きっと私たちには想像もつかないような、壮絶な体験をしているはず。

命があるだけで幸せなんだ。

日々暮らせているだけでありがたい。

そう言って笑う患者さんたちに、自分の苦労話なんて、恥ずかしくてとてもできない。


確かに、苦労ってしんどくつらいもの。

人に対してわざわざ強調する必要はないけど、笑顔が出せない日が、やっぱりあるかもしれない。しかし、それは自らがその苦労を乗り越えられるかを試されている瞬間なんだ。

粘れるか、乗り越えられるか、進んでいるのか、試されているんだ。

そうやって試されることで、人生のステージは着実にレベルアップしていく。苦労しているときこそ、魂は磨かれている。

もしどうしても笑えなければ、それは環境のせいかもしれない。

いつもポジティブで、笑顔でいるには、環境はとても大切なもの。

日々の食事が身体をつくるように、環境は心を育むものだから。


そして笑顔は、ポジティブのバロメーター。

環境を見直して、必要なら行動を起こして。
環境にとって、いつもポジティブな笑顔でいることは大切。
体の栄養は食事、精神という心の栄養は人と交わす笑顔。
ただ待っていても、誰も助けてくれない。
自分の人生を救えるのは、自分しかいないのだから。

「悪意ある人」には近づかない「善意ある人」だけと付き合う

ポジティブには「悪意」という天敵がいる。

悪意は人の心をむしばみ壊すもの。

嫌がらせやいじめ、ためらいもなく人を傷つけるような、ポジティブがすべて吸い込まれて黒く染められてしまう。

悪意のある人たちは攻撃的でしかも無責任。悪口のみが先行するから、すぐ判断できる。


環境を変えるのはかなり難しい問題を含んでいるが、すべてを変えようとすると、長い年月と労力が必要となる。

一つの方法として、自分と志をともにする仲間を地道に一人ひとり増やしていくこと。

その中心にあるのが笑い。豊かで嫌味のない笑いこそがその原点。

そして、そのなかからポジティブが飛んで出てくる。

周囲のすべてを変えようとしても、やっぱり無理が生じてくる。

コツコツではあっても、少しずつの思いを生活のなかに加えていこう。

そして、その変革をなすものがポジティブの力なのだ。

悪意ある人を変えようと思わず、環境を変えようと思おう。今いる場所の状況を自分の悪意に染まらないぞという信念で変えていくこと。

善意の志をともにする仲間を地道に増やしていくことを積極的に働きかけ、賛同者を増やし、派閥による分断やハラスメントによる圧力を取り除き、その中心に笑いを増やそうと目指していく。

誰しもが満ち足りた人生を送るために生まれてきたはずなのに、なぜ、悪意が育つのか。人は悪意と善意の両方をもつが、どちらをどれだけ身につけておくべきかを決める経験が重要なのだと考える。

自分の人間としての成長と、魂の磨きのために、悪意ある人を変えようと思う必要がない。変えようと思えば、誤解や論争を起こすことになりかねないし、その職場を辞めたくなるだろう。

ヒーローにとって悪役であっても、悪役からしたらヒーローは悪役なんだ。

人は、自分のことは分かりづらい。自分は、善意あるものと思い込んでいるだけで、その相手から見たら、自分が悪意ある人かもしれない。

ただし、あなたがその居場所へ連れてこられた理由もあるはず。あなたの人生のなかで、反面教師として学ぶべきことが、ちょうど与えられているのではないか。さらには、類は友を呼んでくれたのではないか。

職場をコロコロと変える人は多いが、与えられた場所でクリアしていかねばならないミッションをせずに、次の職場に移っても人間として成長せず、魂も磨けず、もっといい職場に行けるだろうか。

また、同じようなタイプの人、同じような課題を抱えてしまわないように、今悪意ある人たちがいる環境を善意ある人たちを集め、慈悲の心で悪意ある人たちに気づいてもらえるよう、与えてもらった場所での役目を果たそう。

その変革を成すものがポジティブの力なのです。

そして今は、私のステーションに集っている素直さと善意に満ちたナースたちが、いかにすばらしいかがよく分かる。心から慈しみ、人生をその人たちの大切にしてあげたいと思えるようになった。

職場でも、学校でも、恋愛でも、あらゆるところに悪意が潜んでいる。

その現実は、変えられない。

だからもし悪意にさらされてしまったら、無理にあらがおうとせず、一時撤退したっていい。

ただ、逆に「善意ある人」に囲まれると、ネガティブが吸い取られ、自然にポジティブに変わっていくことは知っておいてほしい。

さあ、自分を無限大ポジティブにしてくれる環境をつくっていきましょう。

心から
信頼できる
人がいれば
もう孤独じゃない

これまでたくさんの方々の人生のフィナーレに寄り添ってきた。

家族に囲まれ、悲しいけれどどこか温かな雰囲気のなかで旅立つ方、誰にも迷惑をかけず病院のベッドでそっと息を引き取る方、住み慣れた自宅で眠るようにあの世へと旅立つ方……。

人生ドラマの終焉の形は、人の数だけ存在するわ。

そんな物語に感動しながらも、自らの人生をつむいでいくなかで、私は孤独についてよく思いを巡らせるようになった。

人間の天敵は孤独だと結論を得た。


人生を総括し、一人で天に昇ろうとするその瞬間、誰もが孤独を感じるのでしょう。

しかしそこで、手を握っていてくれる人、傍らで涙を流してくれる人がいれば、その孤独はずっとやわらぎ、生きてよかったと、そう思えるような気がする。

孤独を包み込んでくれる人は、家族であるとは限らない。

世間的には、家族がいない人を孤独と考える傾向があるけれど、むしろ家族がいるからこそ深い孤独にさいなまれる人は多い。

愛し、愛され、もっとも自分を理解してくれているはずなのに、その家族にすら、理解されないことや、どうしても話せない秘密がある場合、そこに真の孤独があると私は思う。

分かってくれる人が一人もいない。

これこそが孤独の本質。


血のつながりの数よりも、心の底から分かり合えた人の数で、孤独の影の濃さが決まる。

幸いにも私は、よき理解者たちに囲まれていて、それが私の日々の幸せ感であり、ポジティブでいられる理由だと、深く感謝している。


もし自らが孤独にとらわれ、どうしていいか分からなくなってしまったら、その気持ちを誰かに発信し、伝えてみることが大事。ネガティブにとらわれ、不安、不満、自己嫌悪といった負の感情やストレスに支配され、孤独を感じる場面こそ、人と人との絆を深めるよいタイミングだろう。

相談とは、ただ相手にストレスをぶつけたり、日々の愚痴をまき散らしたりするのではない。自らの心の中をさらし、相手の本音にも耳を傾け、進むべき道を見出すという目的を達成すること。

孤独を分け合い、ともに涙した経験から生まれた絆は深いもの。そうした人とのつながりができてくると、それが互いにとっての心強い人生のパートナーとなっていく。

何でも話せる友と巡り合ったからといって、依存してしまってはいけない。

意見を参考にするのは構わないけれど、最終的判断は自らの意志に従って選ぶ。

親しい人に依存し、相手の言葉に身を委ねてしまうと、絆が深い分、もし失敗や挫折したとき、「私があぁ言ったからだ」と相手がショックを受け、自責の念に駆られる可能性もある。

人はいつ死ぬか分からない。だから、常に周りの大切な人たちに「私のせいだ」と思わせない毎日を送ろう。

自らの人生の責任をとれるのは、自分である。

人生の主役は、自分なのだから。

だが、親しい間柄こそ、時にネガティブなアドバイスが出てくることもある。たとえば新たなことを始める際、両親に相談したところ反対された。ほかにも、受験や転職といった人生の節目においては特に、親しい人からのネガティブな意見が目立つように思えるかもしれない。

その理由はたった一つ、みんな、愛する者が傷つかないように願っているからだ。

子どもをもつとよく分かるけれど、親はわが子がとにかく心配で、失敗と傷つきを想像するだけで憂鬱になる。

人生の節目は、基本的に新たな環境へと進む決断のタイミングだから、当然リスクは伴う。

自分を愛してくれている方々にしてみると、そのリスクがとても大きいもののように感じられる。場合によっては本人よりもそれを恐れ、「きっと傷つくことになる、だから思いとどまったほうがいい」と必死になって止めようとする。

ここで自分に自信がなかったり、ネガティブ思考にとらわれていたりすると、親しい方から反対されれば、断念してしまうこともあるかもしれない。自らの選択に自信がもてないなら、他人の判断に委ねるほうが楽なのだから。

しかし人生には、たとえ愛する者の反対を押し切ってでも進まねばならない決断の時がいつかやってくる。

何かを変えようと望むなら、行動するしかない。

反対した愛する者たちを喜ばせてやるぞと、行動してみることが大事。

何かに挑戦するとき、根拠はないけど漠然とした自信が芽生えた経験は、きっと誰にでもあるだろう。

そして、その自信に基づいて行動に移したとき、たとえ失敗したとしても後悔は少なく、むしろやり切ったという気持ちのほうが大きいはず。
きっと、なんとかなる。
もっとすばらしい未来が待っている。
だから勇気をもって新たな物事に飛び込み、人生を切り拓いていこう。

叶えたいことがあるなら、言い訳の暇はない！

ネガティブ思考と仲のいいのが、言い訳。

自信がない人ほど言い訳が多くなり、言い訳するほどネガティブを引き寄せる。

言い訳のメカニズムはとっても簡単で、つまりは「私のせいじゃない」と言いたいだけ。

自分は悪くない、他人が、状況が、環境が悪い。

そうして別のなにかに責任を転嫁すれば、確かにその瞬間は現実から目をそらせて、気持ちが楽になるかもしれないけれど、それではいつまで経っても人間としての成長と魂を磨くことはできない。


誰かに対してはもちろん、自分に対する言い訳が増えてくると、叶えたいという意欲も減っていく法則を覚えていてほしい。

今日は気分が乗らないから明日やろう、翌日の朝が早いからもうやめておこう、今でなくとも、もっといいタイミングがある……それで済んでいるうちはまだいいけれど、社会はそれほど甘くない。きっといつか、その言い訳癖が自分の足を引っ張るときが来る。

暮らしは繰り返し、繰り返しはクセになる。

言い訳が本当に恐ろしいのは、麻薬のような中毒性があること。

それで一度でも楽な思いをしてしまえば、次もまた同じように楽をしたいと考え、まずは言い訳が先に出る。

さらには感覚が麻痺して、先に言い訳をしたことにすら気づかなくなる。

そうして言い訳を繰り返してばかりいると、虚実の判断がにぶり、あらゆる物事について本気で責任を他者になすりつけるモンスターになってしまう。

言い訳はまさに「百害あって一利なし」。

そう肝に銘じておこう。

他人への言い訳と、自分への言い訳、両方の根底にあるのは、他責思考。

それを自責思考に変えるのが、ポジティブになる培地。

たとえば、誰かと待ち合わせをして、なんとか間に合いそうなときに、信号がやたらと直前で赤になり待ち合わせに遅れたとする。それを私の場合、信号がすべて青だったら、事故に遭うのかもしれない。時間をずらしてくれているんだな。あわてずに進もう。

待ち合わせ場所に着いたとき、正直に、言い訳もせずに、遅れてごめんなさい、と言うだろう。

そしてそのとき、相手がどう受け止め、どう行動するか、どう発言するか。またその結果を、運が良いと受け止めるだろう。相手が怒れば、怒ってくれる人に出会えたと喜び、相手が優しく許せばこの人とともに生きていこうと喜び、そして、その人が次に遅刻したとき、何かあったのだろうと、気持ちよく許せる人になりたいと喜ぶ。

あなたが山に登るとき、頂上がどこなのか、どのくらいで着くのか、崖や壁がないのか分からなければ、不安に満ちて登らないだろうか?

人間は、分からないことに挑戦するから感動を得て、楽しめる。

山の登り方は多数あり、大回りしながら頂上にたどり着く者、最短の距離でたどり着く者、険しい道を乗り越えてたどり着く者……頂上にたどり着けば、どの者も自分がたどってきた道を誇りに思うだろう。

過去は変えることができる。たどり着きさえすれば、過去は変えられる。

達成や成果が出れば、これで良かったんだと、自分に自信がもてるから。

あとは自分次第。

何かを人に頼まれたとき、それは苦手だからと思うか。よし、与えられたことだ、やってやるぞとやり遂げるか。

暮らしは繰り返し、繰り返しは癖になる。

言い訳のクセをつくるより、やり遂げるという信念のクセをつけよう。

叶えたいことや、達成したい目標がありますか？

それを頭に描けなければ、信念は生まれない。

その描く希望があれば、言い訳は出てこない。

山の頂上が見えているか信じて、ただひたすらに歩いていけば、それだけでいい。

愛と誠実で
人生を彩れ

「3・3・3の法則」という話がある。

人は空気がなければ3分間、水がなければ3日間、食べ物がなければ3週間で命を失う。人の第一印象は見た目3秒、挨拶30秒、会話3分で決まる。もっと根源的なところでは、私たちの住んでいる世界は三次元で、縦・横・高さという三つの座標で表されるし、そのほかにも、「過去・現在・未来」「朝・昼・晩」など、三つに区切られた概念はたくさんある。

そうして私たちの根源と深く結びついた数字である3は、マジックナンバーなどとも呼ばれている。

私が初めてこの「3・3・3の法則」を耳にしたのは、若いナースを通じてだった。雑談のなかで「そういえば、先日の研修でこんな法則を習いました」と教えてくれた。

彼女が聞いたのは、人間が物事に飽きたり、嫌になったりする周期としての「3・3・3の法則」だった。

恋愛では3週間、3カ月、3年でそれぞれ危機が訪れやすく、仕事も同様のペースで嫌になるものだと、講師が話していたという話だった。

私は即座に言った。

「そんな残念な周期は、今すぐ忘れていいと思う」

これこそまさに、ネガティブ思考の典型。

せっかくパワーのある数字を並べても、ネガティブ解釈してしまえばなんの意味もない。


まず3週間で「こんなにも知らないことばかり」と感動する。

3カ月なら「まだ理解できない、もっともっと知りたい」と考える。

そして3年では「まだ分からないなんて、どんなに深い意味が隠されているのだろう」とわくわくする。

私にとっては、まさに訪問看護がこの高橋流「3・3・3の法則」にぴったりとあてはまるものだった。

ナースの世界でも、確かに3年の壁はあると感じる。

その壁は、3年現場を経験しなければ見えないもの。

実力がついてきてようやく壁の前に立っていると気づける。

3年の壁に当たったなら、着実に自分が成長している証拠、むしろ喜ぶべきものなんだ。


その壁は、きっと使命感を湧き立たせるだろう。

それを乗り越えたときが、自分を見つけた、黄金に輝く瞬間。

だからわくわくして励むといい。

私は若きナースたちに、そう伝えてきた。


この3年の壁を超えたそのときに、今後も訪問看護ナースとして生きていくという最初の覚悟を決める人が多い。それは3年間の月日を乗り越えてきた自分を称えるから。

患者さんとともに歩み、最期の看取りを自分がさせていただきたいと心底思えるかどうか。

生身の人間同士として向き合い、その方の最期を見届けたいとケアを続けたいと思えるかどうか。

看護のプロとして結果を出し、利用者さんによりよい安堵感を与えられるか。

そうした決心を果たし、肝がすわれば、その後の壁も乗り越えられるようになる。

さらに光り輝く訪問看護の世界、ナースでなければたどり着けない慈しみといたわりと理解の世界が広がっている。


3年目の壁を超えて美しき世界へと足を踏み入れるようなナースは、すでに天から選ばれていると私は感じる。

だからこんなふうに、伝えている。

「壁を乗り越えたあなたは、魂の救い手として選ばれし者なのよ。結婚をして、子どもを産んで、遺伝子を次世代へとつなげる人生だけを追っていては決して担うことのない、尊い使命をもっているの。あなたは訪問看護という仕事を選んだと思っているだろうけれど、そうじゃないの、あなたが天に選ばれたの。だからこれからも、超えられない壁はないわ、すべては天の導きだから」

こうした言葉が、多くのナースたちに届くようにと何度も繰り返し話している。

少なくとも私たちの事業所には、美しい看護魂を胸に秘め壁を誠実に超えていく、すばらしいナースたちばかりが集まって来ている。

魂の救い手たちの意識が共鳴し、その笑い声のハーモニーでいつも満たされ、ふんわりと温かな空気に包まれている……私たちの事業所は今、そんなポジティブな場所となっている。


結局のところ人生は、心への問いかけ次第で大きく変わるもの。

たとえば、夏に急な夕立にあったときに「濡れてしまう、ツイてないな」と思うのか、「これで少し涼しくなるな、ありがたい」と思うのか。

「夕立に遭う」という同じ出来事に対し、後者のようにポジティブに考えられる人のほうが、明らかに人生を楽しめ、前向きでいられ、周囲に対してもより感謝しながら生きていける。

こうした発想の繰り返しが、次第に自分の人生をプラスに引っ張っていく。

何があっても朗らかで、周囲にいつも感謝しているような人を嫌いになる人はまずいない。必ず周りから愛されるようになっていく。

たとえ地位や名声がなくとも、自分を肯定してくれる人がたくさんいて、愛情で溢れた人生というのが、「仕合わせ（幸せ）」に充ちたものになる。

ライフ（生活・生命・人生）をポジティブに繰り返すことで、運は大きく変わっていき、運命をねじ曲げることができる。

愛こそが生きるエネルギー

愛し、愛され

ポジティブの一番の味方となる感情、それは愛。

でもそれは時に、ネガティブに落ちるきっかけをつくるから難しいもの。

まだまだ女性の数が圧倒的に多い職場であるナースの世界で、そこかしこから聞こえてくるのが、愛と恋の話。私も若きナースから、しょっちゅう恋愛相談を受ける。

一口に恋愛といっても、恋と愛は似て非なるものであり、分けて考えねばならない。


昔から「恋煩い」という言葉があるように、いつの時代も恋は人を病的にするものであり、本能に根差している部分が強い。

恋という漢字には、下に心という文字が入っている。すなわち「下心」で構成されている、それが恋というもの。

恋をすれば、互いのフェロモンの交換により胸が高鳴り、新たな関係性への好奇心でわくわくし、身体でつながりたいという動物的欲求が強まる。恋に落ちるスピードは速く、相手の内面をよく知らずとも成立する。そうして相手のあらゆることが知りたい、すべてが欲しいと自分本位に考えるようになるのも、恋の特徴。
短期間で成立するけど、恋は冷めるのもまた早い。自らの興味関心が失われれば、今までの熱が嘘のように引いていき、なぜ今まで悩んでいたのかばからしくなるほど。

一方の愛は、本能よりも理性や魂といったより深い領域から生じるもので、もっとも高尚な感情。
漢字を見れば真ん中に心の文字が入り、「まごころ」で構成されている。地位や名誉、外見、性欲といった下心に左右されることなく、純粋にその人を大切に思う気持ち、それが愛というもの。

恋が自分主体の感情であるのに対し、愛は相手主体が反則であり、与えることに喜びを感じる。短期間での成立はまれで、時間をかけてじっくりと育む必要があるが、真の愛情で結びつけば、その関係は半永久的に続き色あせることはない。

恋愛映画や恋物語に象徴されるように、恋のパターンはある程度決まっているけれど、愛の形というのは本当に人それぞれで、一概に示すことはできない。

私は2度の離婚を経験しているけれど、それぞれの夫たちとは未熟な愛のまま終わっている。

私が訪問看護の現場で出会ったご夫婦たちは、長い年月をかけて愛情を育んできた人ばかりだった。時代の荒波を超えてともに生き延びた戦友であり、もはや自分の身体の一部のようになじんだ存在であり、互いがいない人生などとても想像がつかない、そんな魂の結びつきとも呼べるような深い絆をもっていた。

それほど年月を経ずとも、思いがけない出来事をきっかけに、自らの愛情に気づく場合もある。

とある40代の夫婦は、セックスレスからのダブル不倫という、不倫の定番コースをたどっていた。しかも互いに浮気をしていることは知っており、暗黙の了解でそれを指摘せずに暮らしていた。

旦那さんは、「子どもがいるから協力はするけれど、ふれあいはない。家庭内別居のようなものだ」と笑って言っていた。一見すると、気持ちはとうの昔に離れ、子どもが巣立てばすぐにでも別れるような関係にあった。

しかしある日、奥さんががんになった。

そこで誰が献身的に看病をしたかというと、奥さんの不倫相手ではなく、旦那さんだった。

妻がこの世からいなくなるかもしれない。

そんな現実が急に目の前に突きつけられた旦那さんは、思った以上に動揺した。そして自分にとって何が一番大切なのかが、よく分かったと口にした。

奥さんのほうも、不倫相手に身の回りの世話を焼いてもらうのは嫌だと拒否した。

その旦那さんだからこそ、下着や生理用品を買ってきてもらえるし、しもの世話も遠慮なく頼める。これほど心許せる相手は、この人のほかにはいない。そう思った瞬間、相手の存在が急激に宝物のように輝いていった。

大病をきっかけに、二人のなかの愛情の残り火が、より鮮やかに燃え上がった。繰り返しになるけれど、真の愛情が生まれれば、それは半永久的にそこにあり続けるもの。当人たちが目をそらし、埋めようとしても、ふとしたきっかけで再び表に出てきて、人生のあり方を変えていく。

愛とはそれほど強く、しなやかで、再生力のあるもの。

愛について、私が一つだけ言えることは、自分を押し殺したり、相手に沈黙を強いたりする関係では、互いの感情を愛へと昇華させるのは難しいということだ。まずは自分が幸せでいなければ、人を愛する余裕が生まれない。そして相手にも同じくらい幸せになってほしいと願う気持ちこそが、愛情の種となる。

自分が幸せであろうとするなら、思いのすべてを相手に伝えねばならず、それが時に誤解を生み、不協和音を醸すこともある。

それでも諦めることなく粘り、ただひたすらに純粋に、妥協せず、一対の愛に育てるために伝え続け、悪戦苦闘の日々を積み重ねる。

それでようやく分かり合え、二人だけの愛の形が見つかる。

男女の愛とはそうやって性分化をしていけるものだと、私は思う。

恋は自分が元気なうちにしかできないかもしれない。でも、愛は自分の身体を思うように動かせなくなったとしても、育むことができる。

もし身の回りで、愛し愛される関係が築けたならば、それは人生をポジティブに進んでいくうえでの最大の武器となる。

愛は、一度きりの命が燃えつきても無限に生き続けていく。

我慢は毒
生を解放しろ

これまでの人生で、なにかに激しく怒ったことはあるだろうか。

心が煮えたぎり、燃え上がるばかりの、そんな激しい感情の爆発。


表向き穏やかな現代社会では、怒りはどちらかというと悪いもののように扱われ、人間関係を壊したり、他者に損害を与えたりするリスクのある感情ととらえられているように思う。

確かにそんな一面もあるけれど、本能に備わった感情を無理に抑え込む必要はあるだろうか。

時に怒りは、爆発的な生命エネルギーを引き出して、前に進むための原動力となることもある。

私のそんな経験を話してみよう。


当時、私は人生に疲れ果てていた。

再婚をして、４人の子どもがいたけれど、夫との関係はこじれ気味で、子どもを育てるために必死に働いていた。昼夜働き、家に帰るのは深夜1時、2時という生活だった。それだけやっても、わが子の生活費を再婚相手に頼ることはできなかったので生活は厳しかった。

帰宅後には、家事が待っている。子どもたちが出した大量の洗濯物と格闘し、家の片付けをしてから倒れこむように3時間ほど寝て、5時には起きて弁当作りを始めるという生活だった。1回も休めなかった。

何より苦しかったのが、再婚相手との生活の価値観のずれだった。そして最後はだまって耐えるしかない、どうしようもないんだと、私は思い込んでいた。

そんな不協和音は増大し、肉体も精神も追い詰められ、もう限界に達した。

夏のある夜のこと、私はいつものように深夜2時に帰宅してから洗濯機を回し、庭で洗濯物を干していた。洗濯乾燥機が何より欲しかったけれど、買う余裕はなかった。

周囲の草むらは虫たちの声が溢れ、がやがやとにぎやか。

ときおり柔らかい風が吹き、草木を撫でるようにゆらしていた。

そんな心地よい自然音をかき消すかのように、家の網戸の奥から「ごごーっ」と地鳴りのような夫のいびきが聞こえてきた。

夜空に目をやると一面の星で、空気は澄み渡り、よりいっそう小さな星々の輝きが見えた。

その光景はあまりに美しく、神々しいものだった。

私は湿った洗濯物を手にしたまま、しばらく天を見上げていた。

はっと我に返り、再び洗濯物を干そうと手元を見たときに、夫の下着が裏返しになっているのに気づいた。洗濯かごに目をやると、一番上にあった夫の靴下も、やはり裏返しになっていた。

（洗濯機に入れるときは、裏返しにしないでとあれだけ言っているのに……）

そこで再び、「ごごーっ」という不快な音が耳に飛び込んできた。

その次の瞬間だった。

ふいに目の前が赤く染まったような気がした。

途端に心の底からマグマのような怒りが一気に沸き上がり、爆発した。

小さな子どもたちですら、洗濯物を裏返しにしないよう気をつけて出しているのに。それほどまでに、私はろくでもない人間なのか。

私は生まれて初めて神様に悪態をついた。

己の中で猛然と荒れ狂う怒りの感情を解放し、涙を流し、慟哭《どうこく》しながら、天に向かって憎しみをぶつけた。

もういい！　もう十分だ！　これからもこんな生活が続くなら、私は人生をぶち壊してもいい。

相変わらずどん底の生活で、喜びを感じることがないなら、極限の悪になってやる。いずれ地獄に落ちてもいい。

でも、もし私の目指している生き方が間違っていないなら、子どものためだけに生きるのはもうやめる。

夫の顔色をうかがうのも、もうやめた。

人生をぶち壊すのだから、何も怖くない。

我慢も、妥協も、いっさいやめる。

このままでは終わらせない。人生一世一代のギャンブルをして人生を変えてやる。見て
て、神様。
今、この瞬間から、私は私の人生を生きる！　もし私の生き方を間違いがないと認めて
もらえるのであれば、私に一生の使命を与えてください。
絶望の淵から湧き上がった声だった。
激しい怒りに支配され、全身が震えていたけれど、同時に内側から爆発的なエネルギー
が湧き上がってくるのを感じた。
私はしばらく天を挑むように見上げてから、踵《きびす》を返し、洗濯物はそのままに大股で部屋
へと戻っていき、すぐに深い眠りに落ちた。
翌日、私は夫に言った。
「この家から、出て行って」
夫はかっと目を見開き、恐ろしい表情で私をにらんだ。怒気が体中の毛穴から蒸気のよ

うに立ち上っているように見えたがひるまなかった。

万が一、ここで殺されても、私の人生はそれくらいのものだったと納得できた。

死ぬのは怖くない、それよりも、今のまま何も変わらぬ人生のほうが怖かった。

心の底からそう思い、すべての怒りを目に込めて、夫と対峙した。

きっと夫は私の姿に、なみなみならぬ覚悟と、腹をくくった人間の気迫を感じただろう。

しばらくにらみ合ったあと、言った。

「おう、いいぞ。出て行くわ。1週間待っとけ」


結局夫は10日後に、家から去っていった。

ただしもちろん、それですべてが解決したわけではない。

相変わらず生活に余裕はなく、自分の時間など皆無で、身を粉にして働かねばならない現実があった。

しかし、我慢も妥協もいっさい止めたら、ああ、私は今、やっと自分の人生を動かし始めたんだと実感した。

それから1カ月も経たないうちに、新たな出会いがいくつもあった。しかも出会った方々のすべてが、素直で実直な性格の持ち主だった。

ちなみにそのなかには、現在の会社を支えてくれている方が何人か含まれている。

そんなすばらしい方々と絆を深め、愛情を抱ける日々、私にとってこれまで欲しかった生活そのものだった。

あまりにも出来過ぎた展開に、私は空恐ろしくなった。

それはまぎれもなく、天の慈悲のたまものであると受け止めた。

今度は私が約束を果たす番だ。

以来私は、天の采配を疑うのをやめた。そして一日たりとも、神様への感謝を忘れたことはない。

振り返ればあの晩、怒りを爆発させ、それを生きるエネルギーへと変えることができなかったなら、私はきっと人生を愛せなくなり、世界から消えていたでしょう。

だから私は思う。

時には、心の底から怒っていい。

我慢も妥協も、いっさいやめる瞬間があってもいいと。

生きようとする本能の一部である怒りを、ただやみくもに押さえつけるのではなく、未来をつかむための行動のエネルギー源にする。それが無限大ポジティブ。

そこで唯一、必要なのは、覚悟だけ。

腹をくくり、本気で人生を変えようと誓ったなら、何があってもへこたれたりはしないもの。覚悟を胸に秘め、決意したことを徹底してやり抜いていけば、必ず人生は変えられる。

あるがままの自分で
そう決めたら、
もう大丈夫

会社を立ち上げる以前の自分を振り返ると、私は周りに左右され、本来の自分の人生を生きていなかったと思う。

たとえば病院を辞める際、労務規定上は2週間前に退職願を出せば問題ないのだが、病院から「次の人が見つかるまで辞めてもらっては困る、せめてあと2カ月はいてほしい」と言われ、そのとおりにした。

2度目の結婚でも、自分の意志よりも夫の強い要望を優先し、籍を入れた。

その頃は、周囲と協調して、波風を立てぬように生きるのが穏やかな人生であると思っていた。人を困らせたくない、がっかりさせたくないという思いから、相手に自分を合わせていた。

気遣いも過剰になれば、他者のための人生になってしまう。

それが分かっていなかった。

しかし、決死の覚悟で行った2度目の離婚を境に、自分の人生を生きようと決めてから、誰かに合わせているうちは、人生は拓けないのだと思うようになった。

もし今の私で過去に戻れるなら、いくら病院から留意されても、それはあくまで病院の都合で、私には私の都合があると、自分の道を進める言葉を発したでしょう。どれほどの回数、結婚しようと迫られても、嫌だと明確に断るだろう。

周囲に気を遣い過ぎず、自分の思いに主体を置くことが自らの人生を生きるということなのだ。そう考えられるようになったときが、本物の私の人生の始まりだった。


病院から飛び出し、訪問看護ステーションの立ち上げに向けて走りだしたのも、自分が求める場所、理想とする環境をつくりたかったから。

とはいえそれまで看護一筋で生きてきて、経営についてはなんの知識もなく、そもそも事業を起こすには何をすればいいかが分からなかった。


分からなければ、詳しい人に聞けばいい。

そう開き直って、訪問看護ステーション立ち上げの申請書類を片手に毎日、県の担当部署に通い、ひとマスずつ項目を埋めていった。

スーツを着て県庁に日参する私の姿を見て、子どもたちからは「もしかして県庁で働き始めたの？」と聞かれ、笑って否定したこともあった。

ただ、そこまで必死にやっても、多岐にわたる書類の内容を一から理解するのは至難の業で、正直何度も投げ出したくなった。

わずかな蓄えはあっという間に底をつき、生活は困窮状態、子どもたちには毎日、納豆ご飯くらいしか食べさせられないほど。「母さん、俺たちの生活、本当に大丈夫？」と何度聞かれたことか。

それでも、天に向かって怒りを爆発させたあの夜を境に、明らかに運気が変わったという不思議な感覚が私にはあった。きっとそこで、無限大ポジティブの種が芽吹きつつあったのだろう。不安よりも希望のほうが大きかった。

子どもたちはもちろん大切だったけれど、一方で自分の人生を生きるという強い誓いが生まれ、その歩みを止める気はなかった。

日々、悪戦苦闘しながら県庁通いを続け、２カ月ほど経った頃。

数年会っていなかった友人が、ひょっこり家を訪れた。

急な来訪で、多くの書類をテーブルの上に広げたまま、部屋へと案内した。

大量の書類の山や本を見て、すぐに聞いてきた。

「いったい何を始めたの？」

「実は私、病院を辞めたんだ。訪問看護ステーションを立ち上げようと思っているの。それで今、県に申請をしているところなんだけど、はっきりいってちんぷんかんぷんで、なかなか進まないのよ。その結果が、この書類の山ってわけ」

するとまじまじと私を見てから言った。

「え？　なんで連絡してこなかったの？」

私はその言葉の意味が分からず、戸惑った。その様子に、友人はあきれたように言った。

「まさか、友達がどんな仕事をしているかも分からないで、今まで付き合ってたの。そんな書類と向き合うのが今の自分の仕事なのに」

「嘘でしょ、じゃあこの書類の山の意味も……」

「あなたよりも、百倍はよく分かるわ」

今度は私が、まじまじと友人の顔を眺める番だった。

「まったくもう、あなたって人は。とりあえず残りの書類は任せて」

そういって友人は、久々の邂逅《かいこう》を楽しむ間もなく帰っていった。

今思えば、困っている人がいれば放っておけない温かなハートの持ち主である友人から、このタイミングで家に来てくれたのも、天が私にもたらしてくれた福運だった。

それから1カ月も経たずに手続きは完了し、退職から4カ月後に無事、県からの認可が下りた。

そして2013年11月6日、私たちの会社は産声を上げた。


とはいえその船出は、順風満帆とは程遠いものだった。

訪問看護事業は、月ごとの診療報酬明細書を県に提出してから2カ月後にお金が振り込まれるという仕組みで、必然的に創業から2カ月の間は無収入で働くことになる。

普通なら資金の目途がある程度立ってから始めるだろうけど、思い立ったが吉日で行動してきた私には、そんな計画性はなかった。

なにせ資本金どころか会社設立の手続きにかかる実費すら満足にない状況で、私は子どもたちがお年玉やお祝い金などを貯めてあった口座の50万円を取り崩して、用立てたほどだった。さらに当座の活動資金は足りるはずもなく、銀行に頼み込んだところ、面談の機会を設けてくれた。

経営者としてはなんのキャリアも実績もない私はプレゼンテーション用の資料を必死でつくり、「これからは訪問看護の時代がくる」と熱く語った。

その熱弁が功を奏したのか、資金繰りの目途がつき、幸いにも立ち上げメンバーもそろい、私の会社はついに軌道に乗った。

それが、私が自ら選び取った第二の人生の始まりだった。

自分の人生を、生きていく。

すべてを自分の意志で決め、自ら選び取っていく必要がある。

ネガティブな考えを引き起こすというのは、他者の運に左右されてしまうということ。

それを変えるには、もって生まれた自分の運を使うしかない。
開業する際のストーリーは、自分の運を素直に使うことができれば、すべてうまくいくようになっている、ということを見せつけられた出来事だった。

さあ恐れずに、あなたが生まれたときに叶えられるように与えられた自分の人生に向けてチャレンジしましょう。それが、自分が生まれ持った運を活かすことになるのだから。

言葉には
魂が宿る
ポジティブを
拡散させろ

会社の創業当初から、私がなによりも追い求めてきたのは、利用者さんの安堵感だった。住み慣れた場所でぬくもりとともに旅立ちたいという人間の切なる願いに応えたくて始めた訪問看護ステーションなのだから、当然のこと。

そうして私がやりたい看護、理想とする看護を実現していくと、利用者さんからうれしい言葉をもらう機会が増えていった。

「最後は絶対、あなたのところで看取ってもらうわ」

「あなたに来てもらえて、私は本当に幸せ者よ」

そんな言葉に支えられ、私はさらにアクセルを踏み込み、訪問看護の道を突き進んでいった。

ただ、より多くの人々にぬくもりのある看護を届けるには、もっとナースを増やす必要があった。

私は人からの紹介を頼りに、少しずつ採用活動を行っていったところ、ここぞというタイミングでは必ずすばらしい仲間と出会うことができ、天に深く感謝した。

もともと儲けようと思って始めた事業ではないので、利益のほとんどは社員たちに還元し、私の生活レベルは相変わらずだったけど、それでも病院で働いていたときよりもずっとポジティブに、やりがいを実感しながら仕事ができた。

そんななか、あらためて難しさを感じたのが、ナースたちとのコミュニケーション。どのように私の理想とする看護を伝え、身につけてもらうか、しばらくは手探りの状態が続いた。吹けば飛ぶような零細企業であった私のステーションを選んでくれただけでもありがたく、その思いに応えるためならなんでもするつもりだったけど、そんな私の情熱を押し付け過ぎれば、相手は火傷をして、二度と私の顔など見たくないと考えるかもしれない。

愛を伝えるにも、一方通行ではやはり距離を取られてしまうものだから。

いかにして思いのたけを伝え、共感してもらうか、私は悩みに悩んだけれど、ある日ふと過去の出来事が頭に蘇ってきた。

新たな職場に移るべく面接を受けていたとき、担当官から「この世で一番大切なものはなんですか」と聞かれたことを思い出した。

それに対し私は、「人間愛です」と答えた。

すると担当官は言った。

「人間愛という言葉は抽象的なので、人の上に立つものならばこういうときは人への愛情と表現すべきです」

その評を聞き、私は雷に打たれたような衝撃を受けた。

人間愛と、人への愛情。

同じものを指していながら、その響きはまったく異なる。人間愛は、哲学的で角ばった印象だけど、人への愛情は語感が柔らかく、万人の心にしみわたるように思えた。


生来、私は弁が立つほうで、論戦になっても負けなかった。しかしそうして機関銃のように相手を打ち抜く言葉では、人の心をつかめない。

だから私は、思いや情熱をうまく伝えてこられなかったんだ。

私の人生に足りなかったのは、柔らかな温かい言葉だったんだ――。

それから私は、言葉の使い方を見直した。

もはや身に沁みついた言葉遣いを変えるのは、なかなか骨が折れた。時に自分を裏切るように角ばった言葉がポンと飛び出てきては、反省する日々だった。

言葉をより大切にするようになったら、それだけでナースたちへの接し方が大きく変わっていった。

お願いした書類が期限までに上がってこなかったとき、以前であればまずその理由と進捗状況を問い詰めていたけれど、それをやめて「忙しかったんだね、いつもありがとう、書類を書くのを手伝おうか」と、相手の状況を柔らかく包み込めるようになっていった。

結果として、会社の雰囲気もまた温かなものとなっていった。温かさは伝播する。

会社でかりかりしたり、緊張したりするナースが減ってゆき、みんないつも朗らか。

もちろん、締めるべきところは締め、プロとしての自覚を促すようなシーンもあるけれど、それもまた伝え方次第。

相手を否定し、失敗を責めるようなニュアンスを含む言葉を避け、相手の才能や強みを伸ばすようなポジティブな言葉を用いて背中を押してあげられるよう意識している。

職場の雰囲気が良くなると、社員さんが増えていった。

誰かが、私の会社がいかに居心地が良いか語り、それが噂になっていったのだろう。

創業から4年が経った頃には、気づけば多くのナースが集まってくれて、機能強化型の大規模な訪問看護ステーションに成長していた。


いつも人の心を大切にして、相手をポジティブにするような言葉を使うようにしてみて。

そう意識を変えるだけで、人生は思うままに動きだす。

打たれるほど
強く美しく
出過ぎる杭で
あり続ける

私は訪問看護ステーションのほかに、居宅介護支援事業所、介護支援事業所（ケアマネ事業、介護障がいヘルパー事業）、看護学校の外部講師、ラジオ放送、女性の活躍啓発塾、そして飲食店、食品加工などの事業を展開するに至っている。

そのうちの飲食店では、コロナ禍の真っ只中だった頃、誰もが気兼ねなく集まれる世代を超えた交流により、別府市の温泉地区である鉄輪《かんなわ》を少しでも活気づけられたらいいなと考え、開店した。

飲食店にはさまざまなお客さんがやってきてくれるけれど、私がいるタイミングに合わせ、若者が相談に来ることがたびたびある。

ある時、大学生がやってきて、こう言った。

「うちの大学は学生の意識が高く、人生でなにかを成し遂げたい人ばかり集まっています。でも自分には、やりたいことが見つかりません。将来が不安で、このままでいいのかと焦り、悩んでいるのですが、どうしたらいいでしょう」

やりたいことが見つからない。

何をすればいいいか、将来が不安。

こうした悩みは、きっと多くの人が抱えているでしょう。

若い世代の立場になってみれば、コロナ禍の影響で、学校生活も就労もままならず、不安になるのは当たり前。

でも悩んでばかりで何もしないなら、現実は変わらない。

夢や希望というものは、向こうからくるのを待つのではなく、自分で見つけるしかない。

とにかく自ら動き、インスピレーションが得られるまで探し続ければ良い。


私がその彼に勧めたのは、たくさんの人と会うこと。

実際に叶えたい希望を追っている人の話を聞いたり、希望を叶えた成功者に会いに行ったりしていると、これまでの自分では思いもよらなかったような発想や意見を知ることが多い。また、運よくメンターと出会えたならば、有益なアドバイスをもらえるだろう。

飲食店に相談しに来た大学生にも、私はそのようにアドバイスした。

彼は私の言葉を胸の内で繰り返し、自らの工夫で、積極的に行動するようになっていった。別府市で開催された、企業向けのビジネスコンテストで受賞するなど、結果も残している。そして再び会ったとき、彼は私に言った。

「この飲食店の2階を、図書館にしたいです。より地域の役に立つ空間をつくりたいんです」

叶えたい希望の一つが見つかった彼の目はいきいきと輝き、ポジティブなエネルギーで溢れていた。

話を聞くと彼は本を読むことで自分探しができたと語り、なによりすばらしいと感じたのは、「かつての自分のように悩んでいる人の役に立ちたい」という思いがベースになっていたことだった。

自らの利益だけを追って設定された夢や希望というのは、他人の共感を得られず、応援してくれる人も見つからない。必然的に実現の可能性が低くなる。ましてや、自己満足で終わってしまうだろう。

それよりも、誰かを笑顔にしたい、誰かの役に立ちたいという思いを自らの夢や希望の中心に置くと、助けてくれる人がたくさん現れてくる。

実際に私も、ただひたすら利用者さんの叶えたい希望を願って事業所を立ち上げたからこそ、医師やケアマネージャー、地域の人々などからたくさん応援してもらうことができ、歩みを止めずにここまでやってこられたのだと思っている。


もう一つ、以前とある若い絵描きさんと、イベントで出会ったときの話をしましょう。

個展ではなく、ほかのアーティストとの共同出展で、彼女の絵は注目され、ぽつりぽつりと売れていた。もともとはほかのアーティストの作品を買いに来たお客さんが、初めて見た彼女の絵を気に入り、買っていくという場面があった。

しばらくして彼女が私のもとに現れたとき、てっきり喜びの表情を浮かべているものと思った彼女の顔は、思いのほか暗く沈んでおり、

「どうしたの」

「実は一緒に出展したアーティストから、自分の顧客に営業をかけて絵を売っただろう、顧客泥棒じゃないか、と責められ、ちょっと参っています。そんなふうに言われるなんて

ショックで、もう共同出展はこりごりです」

すぐに事情が呑み込めた私は、彼女に話した。

「出る杭は打たれるっていうでしょう。あなたの才能は、周囲の人々にとっての脅威なのね。だから嫉妬や妬みを抱かれ、叩かれる。でもね、そうして打たれる経験もまた、最後には人生をポジティブに変えてくれるものよ。それは私が保証する。鉄は、熱を発したのちに打たれることで強くなり、ぴかぴかに輝くの。だからあなたも、出る杭でいることをやめる必要はない。今からたくさん打たれて、強く美しい出過ぎる杭になるといいね。だからどんどん出過ぎなさい。出過ぎれば、上から打たれることもなくなるんだから」

実はこのアドバイスは、私の経験に基づいて出てきたものだった。

病院で勤めているとき、欠員が出たり、人手不足となったりした部署に行くようその都度指示を受けた。部署ごとのユニフォームに着替えて、マルチに活動していた。

周囲の同僚たちは、「ほんと、人がいいんだから。イエスマンをやめて、断ったほうがいいよ」と忠告してくれたけれど、私はそうは受け止めてはいなかった。

あらゆる医療現場に顔を出し、経験を積めるような環境はそうあるものではない。ここで身につけた知識はこの先のキャリアを支えるものになると私は確信していた。

私にとっては看護の力をつけるチャンスだった。

その分、ほかのナースたちからは「でしゃばりナース」「余計なことはするな」と叩かれもした。

今思えば、私は目障りな「出る杭」だったのだと感じている。

しかしそれでも私はめげることなく、自分に与えられた役割をポジティブに解釈し、仕事に熱中し、出る杭であり続けたからこそ、人間関係を広げることができた。

そこで私は、出る杭は打たれるけれど、出過ぎた杭は好まれるという、驚くような学びを得ることができた。

それはのちに人生を切り拓くうえでの大きな手助けともなった。このときの医師やナースが、私がステーションを立ち上げる際に助けてくれたからこそ、今がある。

これこそが、ポジティブ思考のもつパワー！

誰かの役に立ちたい、誰かを笑顔にしたい、そんなポジティブな思いが周囲に拡散していくと、気づけば人生がよりよいほうへと進んでいく。

やりたいことが見つからないなら、まずは視点を自分から周りへと移し、してほしいことはなんだろう、自分にできることはなんだろうと、自分に問いかけてほしい。

すると、生きる希望は、意外に身近なところにあるものだと、気づく。

胸の奥に
眠っている
原点を呼び起こせ

訪問看護を手掛けるナースたちには、それぞれ胸に秘めたストーリーがある。

まるでドラマのような出来事、涙が出るほど笑った日、そして目が腫れるほど泣いた旅立ちの日——そうして日々、利用者さんと接するなかで、それまでの価値観が覆ったり、人生の方向性が新たになったり、ということがしょっちゅう起きる。


私には胸に秘めたいつまでも輝き続けるストーリーがある。

看護人生のなかでもっとも長く関わった利用者さんと、二人でつむいだストーリー。

今も無限大ポジティブの原動力となっている、そんなストーリー。


その始まりは、病院勤めの時代までさかのぼる。

ある日、上司からの要請で介護デイケアに行くことになった。

看護師の私がどうして介護施設に派遣されるのか、その意図は分からなかったけれど、言われるままに介護デイケアで勤務した。

そしてそのデイケアで、高齢のSさんという男性と出会った。

おしゃれな外見と、一本芯の通ったその人間性に触れ、私はすぐにファンになった。Sさんも次第に私に気を許してくれ始め、事故で亡くなった奥さんの話など、心の内をのぞかせてくれた。

それからしばらくして、私は自らの理想とする訪問看護ステーションを立ち上げるため、病院を退職した。そこでSさんともお別れ。ばたばたと忙しくしていたこともあり、じっくり別れを告げることができぬままデイケア施設を去った。

その後、なんとか私たちの会社の立ち上げを成し遂げ、さあこれからといったタイミングで、突然、Sさんが息子さんを伴って事務所へとやってきたの。

その一報を受け、私があわてて会社へ戻ると、スタッフとSさんが押し問答をしていた。私が驚いたのは、Sさんの手に札束が握られていたことだった。

「おお、えりちゃん！　久しぶりやのう」

Sさんはそう言ってにっこり笑い、そのあと私に向かって、札束を突き出してきた。

「やっと見つけた。これを事業の足しにしなさい」

とりあえずSさんに座ってもらい、どういうことか事情を聴いた。

「えりちゃんが退職してから、ワシはずっとあんたがどこに行ったか、探して回っていたんや。それで訪問看護を立ち上げたと知って、知り合いの銀行員にあなたの事務所はどこにあるか調べてもらって、ようやく突き止めたわ」

一息にそこまで言ってから、彼はあらためて札束を机に置いた。

「この100万円を受け取ってもらうまでは、絶対に帰らんから」

その気持ちがうれしくて、思わず目がしらが熱くなった。しかしだからといって、はいそうですかと、大金を受け取るわけにはいかない。


しばらく押し問答が続いた。

私はSさんの表情を見て、本当に一歩も譲らないつもりであると分かった。傍らの息子さんも「親父は言いだしたら聞かないから、受け取ってください」と言った。

最後には私が折れ、寄付という形で書面を交わし、ありがたくお金を受け取った。ただし、受け取るにあたって私は一つ条件をつけた。

「それでは、このお金で私がSさんのところへ自費支援に行かせてもらいますね」

Sさんの自宅は隣の市にあり、やや遠かったけれど、会社立ち上げ当初はまだそれほど利用者さんの数も多くはなかったので、難なく通うことができた。

しかしその後、利用者さんの数もナースの数もどんどん増えていき、寝る暇もないほど忙しくなると、どうしても私が自宅に行けない日が出てきた。

そうした際、多くの患者さんは怒るが、それは寂しさの裏返し。

ところがSさんは、まったく私を責めることなく「ええんや、えりちゃんのところが忙しくなっている証じゃ、むしろ安心や」と笑った。


Sさんはとにかくポジティブで、物事のいい面を大事にする人だった。ポジティブ思考に秘められた可能性が無限大であると気づけたのも、Sさんのおかげ。

そんなSさんの人柄に、私はどんどん惹かれていった。祖父のいない自分にとって、Sさんはそのぬくもりをくれる人であり、かけがえのない存在だった。

ある日、私はふと尋ねた。

「なんで私に、よくしてくれるの」

Sさんは言った。

「それはな、デイケアで出会ったときから、親身になって話を聞いてくれたからや。すぐに、この人は特別やと分かった。死んだ母ちゃんが巡り合わせてくれた、大事な人やと直感した。その目に、狂いはなかったわ。人生には、この人しかおらん、というような出会いはめったにない。大切にせんといかん」


会社を立ち上げてから6年ほど経った頃、Sさんは90歳を超えていたけれど、それでも自分の足で元気に歩き、転ぶこともなかった。

ただ、やはり身体のほうは年齢相応で、Sさんの中で90年以上鼓動し続けている心臓が弱ってきていた。循環機能も衰え、肺炎になりやすくなった。

そしてSさんは要介護認定を受け、本人の希望もあって、正式に訪問看護を担当することになった。

ナースたちは、私とSさんとの絆を知り、嫌な顔一つせずに訪問地域外の遠方であっても訪問してくれた。ときおり私が足を運ぶと、そのたびにSさんは「えりちゃんとこの看護師はみんないい人や」と褒めてくれた。私が一番喜ぶ言葉はなにか、分かっていたと思う。

年に一回、クリスマスだけは必ず私が足を運ぶと決めていた。

実はSさんの誕生日はクリスマスで、私は毎年サンタになりすまし、聖夜にケーキとプレゼントを持って訪問した。

普段は鍵をかけている玄関の扉も、その夜だけは開いていた。私は忍び足で玄関から入り、Sさんを驚かせる。深夜に二人の笑い声が響き渡る。最高に楽しい瞬間だった。

さらに時は過ぎ、Sさんに旅立ちの時が迫ってきていた。

そして、暑い夏の盛りのこと。当時入院していたSさんの容体が急変し、そのまま帰らぬ人となった。年齢的にいつ何があってもおかしくはなく、覚悟はしていたが、やはり私は大きなショックを受けた。一刻も早く会いたくて、会いたくてたまらなかった。

仕事を終え、Sさんのもとへと飛んでいくと、その寝姿はとても穏やかで、白い肌が美しく引き立って見えた。これまで幾度も洗ってきた白髪をそっと撫でると、愛おしさがこみあげてきた。

「退院したら、毎日私が訪問するね」

そう言ったのをSさんは覚えていても多忙な私の負担にならぬよう、病院で人生の幕を引くと決めたのだと、私は感じた。

「独り身になって寂しい、奥さんが恋しい」と、Sさんはよく私に話してくれたけれど、旅立つときは、奥さんが迎えに来てくれたかな。一緒に天に連れて行ってくれたらいいのだけれど。

心の中でそう話しかけながら、私は白髪を撫で続けた。

涙が自然とこぼれていたけれど、悲しみというより、人生の大切なものを失った寂しさからだった。

ふと気づけば、部屋が真っ赤に染まっていた。

親族の方々に深く一礼して表へ出ると、空が真っ赤な夕焼けで染まっていた。生前、Sさんは「ワシが死んだときはえりちゃんにお別れの合図をする」と言い、私は「じゃあそのときは雷を鳴らして」と返した。その見事な夕焼けはSさんからのメッセージだった。『ワシがえりちゃんに雷を落とせるはずがなかろう。えりちゃんたちのユニフォームのように燃えるような赤で空を染めるよ』と言っていると伝わってきた。

94歳で天に昇った、かけがえのない人だった。Sさんと私とのストーリーは、まぎれもなく特別な人生体験だった。

Sさんが私に言ってくれた「この人しかおらんというような出会いは、大切にしなければならない」という言葉――それを私は大事に胸にしまい込み、「この人しかおらん」と迷いなく言えるスタッフたちを、人生をかけて大切にしようと心に刻みこんだ。

今でも私は、燃えるような真っ赤な夕焼けを見ると、そこにSさんの存在を感じる。彼が天から見守ってくれていると思い、いつも心が温もってくる。

そして私もSさんのように、物事の良い面に光を当て、人を信じ、自分を信じて、この先も精いっぱい生きていこうと、気持ちを新たにする。

これが無限大ポジティブの原点となった、私のストーリー。

きっとあなたにも、胸の奥で眠っている温かなストーリーがあるでしょう。

ネガティブになりそうなとき、その原点を呼び起こし、ネガティブを捨て去り、明日の希望に思いを馳せてみるといい。

それがあなたを、再びポジティブに引き戻してくれる。

1分1秒を
生き抜け
人生の可能性は
無限大

「病は気から」って、昔から言う。

看護師の立場からすると、これは紛れもない事実であり、心の状態が体の健康に影響を及ぼすというのは医学的にも証明されている。

ストレスや不安、悲しみなどで心がネガティブな状態になっていると、免疫機能や自律神経が乱れ、病気にかかりやすくなる。

逆もしかりで、常に心をポジティブに保っていると、身体の機能が安定し、病気も逃げていく。

訪問看護の利用者さんを見ても、ポジティブな人ほど元気に過ごしている。

自らの老いと明るく向き合い、自然の摂理であると受け入れる一方で、いくつになっても臆せず新たな物事にチャレンジできるような人は長生きすると思う。

ポジティブこそ、最強の長寿健康法。

看護をする側としても、ケアを通じ患者さんをポジティブ思考に導いていく努力は欠かせない。私はナースたちに対し、「患者さんのいいところを見つけ、伸ばすようなケアをしましょう」と言っているし、自分もまた利用者さんにそう接してきたつもり。

Aさんという95歳の女性がいた。

なんでも自分でやりたいという思いが強く、一人でスーパーに買い物に出かけるなど、アクティブに過ごしていた。

年齢が年齢なので、私としては心配な部分もあり、「外出するなら、リュックサックと杖を忘れないでね」とそれとなく注意を促していた。

するとAさんはいつも、「私はね、しゃんしゃんしているから大丈夫なのよ」と言っていた。

そうして自分でなんでもこなし、本人の弁を借りれば「しゃんしゃんしている」と周りの人から思われているというその手ごたえこそ、彼女が生きるエネルギーの一つだった。

ただ、そんな彼女も、外出先で転んで骨折してしまったことがあった。

「失敗しちゃったわ。だけど、私は頑張っているでしょ？」

そう誇るように話すAさんを前に、私はとても「もう危ないからあまり外出はしないほうがいい」などと言う気にはならなかった。

「うん、こんなになんでもできちゃう90代は、初めてよ。すごいわ。感動しちゃう」

私がそう言うと、彼女はにっこりと微笑んだ。

「よし、分かったわ。手術をして骨折を治し、もう一度買い物に行くわ」

その顔を見て、私は彼女がなぜその年までしゃんと暮らしてこられたのかが分かった。リスクを承知で、それでもチャレンジすることが彼女の人生の醍醐味であり、生きる喜び。もしそこで私が、「転んだら危ない、骨折が怖い」と言って何もさせなかったなら、きっとその生命力は急激に失われていったでしょう。


彼女は自らのあり方を通じ、大切なことを教えてくれた。

たった一つの命を使って何をするのかを定め、そこに向かってチャレンジを続けていく。

それこそが人生のあるべき姿であるということを。

訪問看護の利用者さんは、一人として同じではない。それぞれの人生、それぞれの魂の色をもっている。その個性を理解し、心の通じ合った最適なケアができたとき、ナースと利用者さんという枠組みに納まらない深い絆が生まれる。それはナースたちにとって、なによりも尊い勲章なのだ。

現在、私たちの会社で管理者を務めている松井さんは、そんな訪問看護という仕事に魅せられた人間のひとり。

思い返せば、松井さんがまだ私のステーションに就職したばかりの頃、看取りの依頼があった。

そこで彼女に担当して「最期まで見届けたいか」と聞くと、迷わずうなずいたので、私は70代男性のTさんの看取りを任せることにした。

「病院なら、呼吸が止まってから確認に行くのが普通よね。でも在宅看取りでは、最後の一呼吸を見逃してはいけないの。旅立ちの瞬間を見届ける神聖さと厳かさを知ったとき、きっと自分のなかに訪問看護士としての一本の軸ができるわ」

そして松井さんは実際に、最後の一呼吸までTさんのそばから離れず、初めての看取りをさせていただいた。

当時、私たちは利用者さんの日々の看護記録の複写を自宅用カルテに挟み、部屋に置いて帰っていた。そしてご本人が逝去したあと、ご家族に手渡す。

松井さんも、看取りのあとにその冊子をご家族に渡そうと手に取った。

そこであることに気づき、涙が止まらなくなった。

緊急対応連絡先を記す「かがやき訪問看護ステーション」という文字が二重線で消され、衰弱により普段はペンも握れなかった彼が自筆で「松井さん」とはっきりと書き換えていた。

その文字が、松井さんが行ったケアがどのようなものであったか、すべてを物語っていた。その日から彼女は訪問看護という仕事に魅せられ、私と二人三脚で今日まで歩んできている。

松井さんを筆頭に、縁あって集まってくれた同志たちは、本当にすばらしいナースばかり。

それぞれに人生の物語があり、一人ひとりが主役としていきいきと輝くその様子は、まるで壮大な映画のようで、それを眺めて私はいつも会社を立ち上げてよかったという気持ちになる。

誰もが、叶えたいことを叶えていける。

たった一度の人生を、自分らしくまっとうするというその気持ちが、生きる強さ、恐れずチャレンジする勇気になる。

そして自らに誇れるもの、守りたいものができたなら、きっと役に立てるようになる。

自分らしく、人生の1分1秒という瞬間をポジティブに生ききる。

誰か一人の役に立ち、社会の役に立ち、世界の役に立ち、宇宙の役に立つ。人生の可能性は無限大に広がっていく。

絶対に、間違いない。

私が保証する。

そう思って生きることが、無限大ポジティブだから。

エピローグ

人が天へと旅立つときに何が起こるか、ご存じでしょうか。

まさに命の灯火が尽きるそのとき、人は最後の渾身のエネルギーをこめて息を吸い込み、そのまま人生を終えます。最後の吸気を、「吐いて終わるもの」と思っている方が多いですが、吸って終わるのです。

そうして旅立ったあと、訪問看護士たちが必ずといっていいほど体験するのが、利用者さんの身体がしゅっとひと回り小さくなる場面です。

旅立つ前と後では体重が変わるというのは比較的よく知られた話であり、一説には亡くなった瞬間、体重が21グラム軽くなるとされます。そしてこれこそが魂の重さであり、魂が抜けた分だけ軽くなるのだとおっしゃる方もいます。

息を吸って逝くのですから、どちらかといえばわずかに重くなりそうなのに、逆に21グラムも軽くなるというのは、なんとも不思議な話です。

その検証の真偽はさておき、私は魂となった利用者さんから、メッセージを受け取ることがしょっちゅうあります。命日をうっかり忘れていると、急に携帯電話のフォルダから命日の方の写真が飛び出てきたり、飾ってあった写真がはらはらと舞い落ちてきたり、生前にいただいた手紙がデスクの上に置いてあったり……、ほかのナースにいたっては「○○さんの足音がした!」と言うこともあります。これまで看取らせていただいたすべての利用者さんは天にいらっしゃり、私たちを見守ってくれているというのは、私たちにとって紛れもない実感であり、いつかその輪のなかに自分も加わるのだと思うとうれしくなります。

訪問看護という仕事のすばらしさ、深さ、楽しさ、やりがいを、若きナースたちに伝え、育んでいくことが、今の私の天命と思える生きがいです。

訪問看護の入り口に立ち、引き返していく方もなかにはいますが、登る道はさまざまでも、また頂上で会えたら語り合いたいと思っています。そうした人に対し、「伝えられることがもっとあったのに」という後悔だけはしたくありません。

いつ死んでもいいと思えるくらい、今の私のすべてを伝えきったら、私の役目はそこで終わろうと、今の若きナースたち、スタッフたちのなかに志という受け継いでもらえるものを残せたら、命のバトンができるだろうと仕事に励んでおります。

そして、この本の執筆にあたっても、一生忘れられない瞬間が起きました。

2023年6月21日0時00分。54歳の誕生日を迎えたとき、担当の編集者さんと原稿の打ち合わせをしていた最中でした。オンラインの画面越しに「おめでとうございます」とお祝いの言葉をくれた次の瞬間、私ははっとしました。

何万字もある原稿のなかで、ちょうど推敲をしていたのが、無限大ポジティブの原点となった、かけがえのない存在のSさんやAさんについてつづった部分だったのです。

これは偶然ではなく、天によって仕組まれた奇遇であり、誕生日を迎えたばかりの私に、

2人が「おめでとう」とメッセージをくれ、「それでいい」とエールを送ってくれていると感じました。

メッセージを受け取った私は、推敲が止まってしまうほど涙が溢れて止まりませんでした。私にとっても人生のチャレンジの出版に対して、2人が力強くそばで背中を押してくれたんだと思います。

誕生日を迎えた瞬間と、大切な方々について魂込めたつづった原稿。この必然のシンクロを私は胸に邁進していきます。

大宇宙で無限の星がポジティブに輝いているように、人間の身体もポジティブで構成されているのです。星の一つひとつと同じように自己主張してきらめきを放つように生かされてきています。

輝く星が宇宙を構成している。そして一つひとつのポジティブがあなたを構成しているのです。

どうぞ、この本に巡り逢った一人ひとりがそれぞれの人生で輝くポジティブを身につけていかれることを念じてやみません。

最後に、この本の出版にあたりお世話になったすべての方々に深く感謝を申し上げます。

2023年7月吉日　高橋　穫里

高橋 穫里（たかはし えり）

1969年生まれ。1990年、日大医学部附属看護専門学校板橋病院を卒業後、日大板橋病院に看護師として勤務。その後、大分に帰郷し、大分大学医学部附属病院に勤務したのち、結婚、出産、離婚を経験。看護師の経験を生かして年長者の方々の看護・介護を支えたいとの思いから、2013年、株式会社かがやきを設立し、訪問看護・介護事業を展開する。

本書についての
ご意見・ご感想はコチラ

無限大ポジティブ
日本一前向きな女社長の明るく生きるためのバイブル

二〇二三年七月三一日 第一刷発行

著 者 高橋穫里
発行人 久保田貴幸
発行元 株式会社 幻冬舎メディアコンサルティング
〒一五一-〇〇五一 東京都渋谷区千駄ヶ谷四-九-七
電話 〇三-五四一一-六四四〇（編集）
発売元 株式会社 幻冬舎
〒一五一-〇〇五一 東京都渋谷区千駄ヶ谷四-九-七
電話 〇三-五四一一-六二二二（営業）
印刷・製本 中央精版印刷株式会社
装 丁 弓田和則

検印廃止

Printed in Japan ISBN 978-4-344-94694-1 C0036
幻冬舎メディアコンサルティングHP https://www.gentosha-mc.com/